U0236354

外科护理查房

主　编　王锡唯　叶红华　赵国芳

舒　明　于慧敏

ZHEJIANG UNIVERSITY PRESS
浙江大学出版社

图书在版编目（CIP）数据

外科护理查房 / 王锡唯等主编. — 杭州：浙江大学出版社，2020.9

ISBN 978-7-308-20377-7

Ⅰ.①外… Ⅱ.①王… Ⅲ.①外科学－护理学 Ⅳ.①R473.6

中国版本图书馆CIP数据核字(2020)第126371号

外科护理查房

王锡唯　叶红华　赵国芳　舒　明　于慧敏　主编

责任编辑	殷晓彤
责任校对	潘晶晶
封面设计	周　灵
出版发行	浙江大学出版社
	（杭州市天目山路148号　邮政编码310007）
	（网址：http://www.zjupress.com）
排　　版	杭州兴邦电子印务有限公司
印　　刷	浙江省邮电印刷股份有限公司
开　　本	880mm×1230mm　1/32
印　　张	9.875
字　　数	190千
版 印 次	2020年9月第1版　2020年9月第1次印刷
书　　号	ISBN 978-7-308-20377-7
定　　价	48.00元

《外科护理查房》
编委会

前　言

护理查房是对各级护士的长期培训与继续教学的一种方式,查房形式多样化,查房对象既可是危重病人也可是疑难病例。另外,急症患者的急诊处理等,也属于查房内容。护理查房是以病种或典型的个案作为查房对象,以向护士或实习护士讲解理论知识、传授操作技能、展示先进技术等为主要内容。

护理查房是讲解、分析讨论和总结归纳护士在护理临床上遇到的诸多实际问题并为这些问题提供可靠的解决方法,结合书本知识联系实际生活,让护士切实运用临床护理知识,彻底掌握临床护理知识,培养护士的观察和分析能力,提高护士的实践操作技能和实际工作能力。

本书搜集了临床典型的外科专科疾病作为查房案例,每个案例以病史汇报、护理查房、相关知识学习及讨论为基线进行介绍,内容具体,浅显易懂,实用性强,可以作为护理查房的参考用书,又可用作临床实习护士的教学用书。编写人员均系临床专家及骨干护士,充分借鉴了国内外最新研究进展,并将多年积累的实践经验倾注其中。

　　在本书的编写、审定和出版过程中,得到了浙江大学出版社的悉心指导与大力支持,在此深表谢意!因编写时间仓促,书中难免存在疏漏与不妥之处,敬请读者批评指正。

编者

2020 年 7 月

缩略词表

（按英文缩写字母排序）

英文缩写	英文全称	中文全称
APTT	activated partial thromboplastin time	活化部分凝血活酶时间
BPH	benign prostate hyperplasia	良性前列腺增生
CAS	carotid artery stenting	颈动脉支架置入术
CEA	carcino-embryonic antigen	癌胚抗原
CEA	carotid endarterectimy	颈动脉内膜剥脱术
CPOT	critical-care pain observation tool	重症监护疼痛观察工具
CTA	CT angiography	CT血管造影
DSA	digital subtraction angiography	数字减影血管造影
DVT	deep vein thrombosis	深静脉血栓形成
FSH	follicle stimulating hormone	促卵泡生成激素
FT_3	free triiodothyronine	游离三碘甲状腺原氨酸
FT_4	free thyroxine	游离甲状腺素
G-CSF	granulocyte colony-stimulating factor	粒细胞集落刺激因子
GCS	Glasgow coma scale	格拉斯哥昏迷评分
INR	international normalized	国际标准化比值
LH	luteinizing hormone	黄体生成素
NRS	numerical rating scale	数字评分法

续表

英文缩写	英文全称	中文全称
PCA	patient controlled analgesia	自控镇痛泵
PE	pulmonary embolism	肺栓塞
PSA	prostate specific antigen	前列腺特异抗原
PTE	pulmonary thromboembolism	肺血栓栓塞
PT	prothrombin time	凝血酶原时间
SAH	subarachnoid hemorrhage	蛛网膜下腔出血
TCD	transcranial Doppler	经颅多普勒
TIA	transient ischemic attack	短暂性脑缺血发作
TSH	thyroid stimulating hormone	促甲状腺激素
TUR	electrotomy syndrome	电切综合征
TVM	transvaginal myomectomy	经阴道肌瘤剔除术

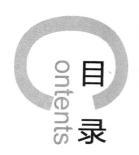

目录
Contents

案例一 甲状腺癌

【查房内容】甲状腺癌患者的护理

【查房形式】三级查房

【查房地点】病房、示教室

护士长：

甲状腺癌是最常见的甲状腺恶性肿瘤，约占全身恶性肿瘤的1％。除髓样癌外，绝大部分甲状腺癌起源于滤泡上皮细胞。近年来，甲状腺癌已成为发病率快速上升的恶性肿瘤之一，尤其好发于中青年女性，女性和男性发病比例为3：1，是近20年来我国癌症谱中女性发病率上升速度最快的肿瘤。但总体上来说，甲状腺癌并不可怕，早期发现、正确治疗，患者大多能被治愈。

王阿姨，您好。今天我们就您的病情进行护理查房，目的是让各位护理人员学习关于您病情的相关知识，从中您还可以知晓有关自己疾病的一些注意事项，现在要打扰您一下，可以吗？

患者王阿姨:

可以。

护士长:

真是太感谢您了,现在请责任护士小李来汇报一下病史。

责任护士小李:

王女士,63岁,2个月前因颈部不适行B超发现甲状腺占位,当时未服药,未手术。2018年2月21日,来我院就诊,复查颈部彩超示:双侧甲状腺多发结节,部分伴钙化。右侧上极结节和左侧中极近峡部结节,建议行B超引导下甲状腺细针穿刺,建议手术。门诊拟"双侧甲状腺肿瘤"收入院。入院检查:双侧颈部对称,双侧甲状腺未及肿块;颈部未触及肿大淋巴结。完善各项检查后,2月26日,患者在全麻下行"双侧甲状腺癌根治术(甲状腺全部切除+双侧中央区淋巴结清扫)+右颈3,4区淋巴结活检术"。术后诊断:双侧甲状腺癌。予一级护理,禁食6h后温凉半流质饮食,鼻导管吸氧3L/min,去枕平卧6h,心电监护、无创血压、血氧饱和度监测。测血压+脉搏+血氧饱和度,每30分钟1次,共4次后,改每2小时1次,备气切包,测量成人早期预警评分每8小时1次,并予以止吐、止血、补液等对症治疗。全麻术后,患者清醒,神志清,呼吸平稳,精神软,情绪稳定。颈部切口敷料干燥,切口针刺样疼痛 NRS 评分为 2 分,吞咽、发音功能良好。颈部接负压引流管 1 根,吸出血性液体 10mL,保持引流通畅,妥善固定引流管,观察引流液量、颜色、性状。2 月 28 日,拔除颈部引流管。现患者颈部切口敷料干燥,切口疼痛数字评分法(numerical rating scale,NRS)评分为 0 分,生命体征平稳。

护士长:

小李病史汇报得很详细,大家来探讨一下甲状腺癌的致病原因有哪些。

护师小赵:

一、内在因素

(1)酸性体质:由于长期饮食结构不合理,不良生活习惯、工作压力和不良情绪等因素造成身体过度酸化,人体整体的机能下降,细胞表型发生改变,肿瘤性状得以表达,从而形成真正的肿瘤实体。

(2)肥胖:超重为绝经后妇女发生甲状腺癌的危险因素。

二、外在因素

(1)电离辐射:目前已查明,头颈部的外放射线是甲状腺的重要致癌因素。

（2）碘摄取异常：甲状腺癌不仅在缺碘地区多发,而且在沿海的高碘地区亦多发。

（3）医疗水平：甲状腺癌发病率呈直线上升趋势,这与甲状腺癌检查手段,特别是医学仪器的进步不无关系。

三、遗传因素

部分甲状腺髓样癌是常染色体显性遗传病;在一些甲状腺癌患者中,常可询及家族史。

四、雌激素

近些年的研究提示,雌激素可影响甲状腺的生长,主要通过促使垂体释放 TSH 而作用于甲状腺,当血浆中雌激素水平升高时,TSH 水平也升高。至于雌激素是否直接作用于甲状腺,目前尚不明确。

【护士长：】

说得很好,接下来我们来说说甲状腺癌根据其组织发生及形态结构,可分为几种类型。

【护师小周：】

甲状腺癌可分为以下几种类型。

（1）乳头状癌（papillary carcinoma）：常见于中青年女性,以21～40岁的妇女最多见。该类型分化好,生长缓慢,恶性程度低。该病有多中心性发生的倾向,且可能较早出现颈部淋巴结转移,预后相对较好。

(2)滤泡状癌(follicular carcinoma):多见于50岁左右的妇女。此型发展较快,属中度恶性,且有侵犯血管的倾向,以血性转移为主,颈部淋巴结转移者仅占10%,因此预后不如乳头状癌。

(3)髓样癌(medullary thyroid carcinoma):是指甲状腺滤泡旁细胞(也称C细胞)发生的癌,少见,可分泌降钙素,属于自体代谢紊乱造成的癌症,预后较差,血道和淋巴结都可以发生转移。

(4)未分化癌(anaplastic thyroid carcinoma):多见于老年人,发展迅速,高度恶性,且约50%有颈部淋巴结转移,或侵犯喉返神经、气管或食管,常经血行向远处转移,平均存活时间为3~6个月,1年存活率仅为5%~10%。

护士长:

小林,你来我们科室实习有两个星期了,据你观察哪种类型比较常见?

实习护士小林:

术后诊断中最常见的是乳头状甲状腺癌。

护士长：

是的,乳头状甲状腺癌约占甲状腺癌的70％,是最常见的甲状腺癌类型。现在请护士小吴来说说,甲状腺癌的临床表现有哪些?

护士小吴：

(1)肿块:表现为质硬无痛性肿块,表面高低不平,吞咽时肿块可移动。

(2)压迫症状:①压迫气管可导致呼吸困难。②压迫食管可导致吞咽障碍。③压迫喉返神经可导致声音嘶哑。④压迫颈交感神经节表现为霍纳综合征(即 Horner 综合征,也称为颈交感神经节麻痹综合征。⑤颈丛浅支受侵表现为耳、枕、肩疼痛。

(3)颈部淋巴结肿大:最常见的部位是颈深上、中、下淋巴结,该处可触及肿大的淋巴结。

护士长：

谁来说说什么是Horner综合征?

主管护师小刘：

Horner综合征是以患侧眼球内陷、瞳孔缩小、上睑下垂、血管扩张及面颈部无汗为特征的一组交感神经麻痹症候群。

护士长：

回答得很好。完善一系列检查后,手术治疗是甲状腺癌的首选治疗方法,在手术前需要指导患者进行颈部功能锻炼,谁来说一下术前颈部功能锻炼的方法?

护士小陈：

术前3天至1周开始,患者取仰卧位,双肩垫20～30cm高软枕,暴露颈部,2次/d,持续30min左右,并逐渐延长时间至1～2h,以耐受手术时的过伸体位。过程中以患者自觉无头晕、恶心等不适为宜。对于需行甲状腺癌颈部淋巴结清扫伴有颈椎病的患者,宜术前1周开始指导其功能锻炼,循序渐进,幅度宜小,可从双肩垫10～20cm高软枕开始逐渐过渡。

护士长：

术前指导患者适当进行颈部功能锻炼,可以避免患者出现甲状腺手术体位综合征。甲状腺手术体位综合征又称颈过伸脑循环紊乱综合征,临床主要表现为术中不适和术后头痛、恶心、呕吐。通过术前体位训练加强颈部肌肉韧带的强度,可使患者逐步适应手术体位。接下来,我们请护师小刘来概括一下甲状腺癌术后的常规护理。

护师小刘：

一、观察病情

（1）当手术室麻醉师和护士将患者送回病房时，应注意观察患者神志，若神志不清，不要立即接收。同时，要求麻醉师留在现场，并做好抢救准备（常规床边备气切包、无菌手套、吸引器装置）。

（2）听患者的发音情况，若患者喉部有痰，嘱患者立即咳出。

（3）吸氧，心电监护，监测生命体征。

（4）放置好引流管路，确定无管路脱出。

（5）观察输液通路。

（6）听取手术室人员交班，如术中患者的情况（术中特殊输液、生命体征异常、术中抢救、复苏室出现术后出血或导管滑脱等发生情况）及转回本科后需继续观察并注意的事项。

二、体位与活动

（1）术后6h去枕平卧，全麻后若有恶心、呕吐时，头偏向一侧；病情平稳后给予半卧位，可减小切口部位张力，并有利于呼吸和切口渗出物的引流。

（2）术后第一天指导患者在床上坐起，并在移动颈部时，将手放于颈后支撑头部重量，逐步过渡到下床行走。切口未愈合前,嘱患者活动时头、颈、肩同时运动,颈部活动幅度宜小;伤口愈合(术后3~7d)后,指导患者活动颈部,防止切口挛缩,指导患者进行点头、仰头、伸展和左右旋转颈部动作,活动颈部全关节(屈、过伸、侧方活动),每天练习3~4次。行颈淋巴结清扫术的患者由于斜方肌受到不同程度的损伤,需随时注意保持患肢高于健侧,以防肩下垂。

三、饮 食

术后6h(行较大颈部淋巴结清扫的患者可延后进食时间),给予患者温凉流食或半流质饮食,以免引起颈部血管扩张,若患者出现严重呛咳、误咽,应暂时禁止饮食。

四、伤口、引流管护理

术后伤口内常放置负压吸引管,目的是及时引流出切口内积血,预防术后气管受压。保持引流通畅,管路需勿折叠、扭曲,注意观察负压吸引瓶有无漏气,维持一定负压;定期挤压引流管,注意引流液的性质、量及颜色变化,以便及时观察是否有切口出血(切口处肿胀、切口敷料处有鲜血流出,引流管处迅速引出大量鲜红色血液、患者感到颈部压迫感)的情况;引流瓶内液体过满时,及时倾倒或更换。引流管一般在术后48h拔除(乳糜漏患者需延长拔管时间)。敷料有渗液时,及时更换。

五、药 物

行甲状腺癌根治术的患者,应早期给予足量的左甲状腺素钠（优甲乐片），以抑制促甲状腺激素的分泌，预防肿瘤复发。

六、指导患者有效咳嗽、咳痰

指导并鼓励患者有效咳嗽、排痰，做深呼吸，注意痰液量、颜色、性状的变化，痰液黏稠者术后给予雾化吸入指导患者有效咳嗽、咳痰。若术后前几日痰中带少量血丝，嘱患者不必惊慌，多与术中气管插管造成轻度气道黏膜损伤有关。

七、增进舒适

术后早期按需要给予颈淋巴结清扫术患者止痛药物，减轻其疼痛。

主管护师小朱：

甲状腺癌患者术后我们还要注意观察并发症的情况。

一、呼吸困难和窒息

呼吸困难和窒息是甲状腺癌患者术后最危急的并发症，多发生在术后48h内，主要表现为进行性的呼吸困难、烦躁、发绀，甚至窒息。

处理方法：一旦出现血肿压迫或气管塌陷，应立即配合床边抢救，剪开缝线，敞开伤口，迅速除去血肿，结扎出血的血管。若呼吸困难仍无改善，应立即进行气管切开，并予以吸痰、给氧等；待病情好转，再送手术室做进一步检查或止血和其他处理。对喉头水肿者,立即应用大剂量激素(地塞米松30mg,静脉滴注);若呼吸困难无好转,行环甲膜穿刺或气管切开。如有呼吸心搏骤停,应在气管插管或气管切开同时进行复苏。

二、喉返神经损伤

喉返神经损伤主要由手术操作的直接损伤引起,如切断、缝扎、挫夹或牵拉过度;少数是由血肿压迫或瘢痕组织的牵拉引起的。前者患者在术中会立即出现症状,后者在术后数天才出现症状。切断、缝扎所引起的喉返神经损伤是永久性损伤;挫夹、牵拉或血肿压迫所引起的多为暂时性损伤,经理疗后,一般在3～6个月可逐渐恢复。要判断是否有喉返神经损伤,可在术后鼓励患者大声讲几句话,了解其发音情况。一侧喉返神经损伤所引起的声嘶,可由健侧声带过度向患侧内收而好转;两侧喉返神经损伤会导致两侧声带麻痹,引起失音或严重的呼吸困难,需行气管切开。

三、喉上神经损伤

喉上神经损伤多为结扎、切断甲状腺上动静脉时,未仔细分离,连同周围组织大束结扎引起的。外支损伤会使环甲肌瘫痪,引起声带松弛、音调降低。内支损伤,则会使喉部黏膜感觉丧失,容易引发误咽和饮水呛咳。一般经理疗后可恢复。

四、手足抽搐

手足抽搐为甲状旁腺被误切或血供不足所致,使血钙下降至2.0mmol/L以下,患者多在术后1～3d出现手足抽搐。多数患者只有面部、唇部或手足部的针刺样麻木感或强直感,2～3周后,未受损伤的甲状旁腺代偿性增生、肥大,患者症状消失。严重者可表现为面肌和手足伴疼痛的持续性痉挛,每天发作多次,每次10～20min或更长,甚至可发生喉和膈肌痉挛,引起窒息死亡。手足抽搐的预防应强调术中保护好甲状旁腺安全区域,避免甲状旁腺被误切或丧失血供。发生手足抽搐后,应限制肉类、乳品和蛋类等食品摄入。原因是其含磷较高,可影响钙的吸收。抽搐发作时,应立即静脉注射10%葡萄糖酸钙10～20mL,指导症状较轻患者口服碳酸钙、维生素D_3片。

五、甲状腺危象

甲状腺危象是由甲亢患者术前准备不足,甲亢症状未控制,手术的应激反应使儿茶酚胺大量释放,术中大量甲状腺素释放进入血液导致的。常发生于术后12～36h,临床表现为高热(体温>39℃)、脉快而弱(脉率>120次/min),烦躁、谵妄、大汗、呕吐、水肿等。若处理不及时,可迅速发展至昏迷、休克,甚至死亡。

甲状腺危象的处理:①降低甲状腺激素水平,立即应用碘剂;②提高应激能力,予以氢化可的松;③镇静,予以苯巴

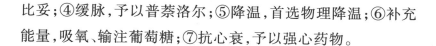

比妥;④缓脉,予以普萘洛尔;⑤降温,首选物理降温;⑥补充能量,吸氧、输注葡萄糖;⑦抗心衰,予以强心药物。

护士长：

说得很详细。呼吸困难和窒息是术后最危急的并发症,那常见的原因有哪些?

护士小章：

常见的原因如下:①切口出血压迫气管;②喉头水肿;③气管受压软化塌陷;④气管内痰液阻塞;⑤双侧喉返神经损伤。

护士长：

好的,分化型甲状腺癌(乳头状癌和滤泡状癌)术后必须进行促甲状腺激素(thyroid stimulating hormone,TSH)抑制治疗,因为患者一般会切除全部甲状腺或者保留少部分甲状腺,切除后,甲状腺功能降低,人体就会缺乏甲状腺激素。为了维持人体每日所需,就必须每天额外补充人工合成的甲状腺激素,以弥补人体甲状腺激素生产的缺乏。所以,甲状腺癌术后的患者必须长期服用左甲状腺素钠(优甲乐)。那么该如何正确服用优甲乐?

护师小徐：

早餐前空腹顿服优甲乐最利于维持稳定的 TSH 水平。如有漏服，应服用双倍剂量，直至补足全部漏服剂量；或根据自己个人情况，适当补充。部分患者需要根据冬夏季节 TSH 水平的变化调整优甲乐用量（冬增夏减）。妊娠期间切忌盲目停药。

实习护士小吕：

老师，长期服用优甲乐会有什么副作用吗？

主管护师小郑：

理论上讲，优甲乐是没有不良反应和毒副作用的。因为它是一种人体自身就有的激素的替代品。它的毒副作用、不良反应绝大多数是由服用过量或者剂量调整幅度过大引起的，表现为甲状腺功能亢进（俗称"甲亢"），临床症状包括心动过速、心悸、心律不齐、心绞痛、头痛、肌肉无力和痉挛、潮红、发热、呕吐、月经紊乱、假脑瘤、震颤、坐立不安、失眠、多汗、体重下降和腹泻。发生这些情况时，应该遵照医嘱减少每日剂量或停药几日。然后，重新调整药物治疗方案。

护士长：

服用优甲乐与其他食物同服要间隔多长时间？

护士小张：

优甲乐与维生素、补品同服需间隔 1h；与含铁、含钙食物间隔 2h；与豆类、奶类间隔 4h；与考来烯胺（消胆胺）、降脂树脂间隔 12h。

护士长：

分化型甲状腺癌术后应当忌含碘饮食。含碘高的饮食具体有哪些？

主管护师小潘：

含碘高的食物主要是海产品，如海带、紫菜、鲜带鱼、海贝类、海参、海蜇、海虾、海鱼、淡菜、苔菜。海带含碘量最高，新鲜海带中碘含量达到 2000μg/kg 以上，干海带中碘含量则达到 240000μg/kg；其次为海鱼和海贝类（800μg/kg 左右）。

含碘药物主要有西地碘片（华素片）、胺碘酮（乙胺碘呋酮）、卵磷脂络合碘片（沃丽汀）、含碘止咳药水、含碘治疗支气管扩张制剂、复方碘液、碘化锌、碘含片、各种临床检查中的含碘造影剂、聚维酮碘等。

含碘中药主要有海藻、昆布、香附、夏枯草、丹参、浙贝母、玄参、连翘、川贝母、木通、黄药子、龙骨、牡蛎。

患者王阿姨:

原来含碘高的食物有那么多,药物中也含有碘,这下知道了,以后我尽量不碰这些东西。

护士长:

是的,阿姨,这些食物要少吃。除了饮食宣教,出院时我们还要做好哪些健康指导?

主管护师小何:

一、术后颈部功能锻炼

(1)低头和抬头。低头时尽可能使下颌贴近胸壁,抬头时头向后仰。

(2)转动颈部,左右转动接近90°。

(3)左右屈颈,耳贴近肩头。出院后功能锻炼至少坚持3个月,并在出院后积极参加日常活动,以达到肢体功能的恢复。

二、出院复查

(1)一般治疗后1个月、3个月、半年分别复查1次,第一年每3个月1次,第二年6个月1次。以后一年1次。

（2）复查项目包括游离三碘甲状腺原氨酸（free triiodo-thyronine，FT₃）、游离甲状腺素（free thyroxine，FT₄）、TSH、甲状旁腺激素、甲状腺彩超、心率、血压、体重等。

三、出院医嘱

向患者讲解生活起居应注意的问题。注意保持卧室空气清新，保持良好通风和一定的湿度。嘱患者尽量少去公共场所和人群集中的地方，及时增减衣服，防止感冒。教会患者颈部自行体检的方法，出院后定期随访，复查颈部、肺部和甲状腺功能，若发现结节、肿块或其他异常情况，应及时就诊。

护士长：

好的，大家回答得很好，今天，我们查房就到这里。通过本次查房，我们对甲状腺癌的病因、分类、临床表现、术后护理及健康指导都进行了学习，希望大家温故知新，在工作中给予患者更好的观察与护理。谢谢王阿姨您的配合。

（孙霖淳）

参考文献

[1]敖小凤,高志红.甲状腺癌流行现状研究进展[J].中

国慢性病预防与控制,2008,16(2):217-219.

[2]曹汴英,王恩栋,周彬.浅谈甲状腺癌的病理分型与预后[J].中国保健营养,2014(1):89.

[3]陈禹存,曹铭谦.甲状腺癌病因研究进展[J].中外健康文摘,2013,3(13):399-400.

[4]韩广云,栾玲,丁侠,等.甲状腺癌护理要点探讨[J].世界最新医学信息文摘,2014,14(1):384-385.

[5]刘淑波.甲状腺癌根治术的围术期护理和健康教育[J].中国卫生产业,2013,10(35):64-65.

[6]李黎,李金叶.甲状腺癌术后并发症的观察及护理[J].护理学杂志,2004,19(6):27-28.

[7]农桂彬.甲状腺癌患者护理研究概况[J].中国保健营养(中旬刊),2013(5):79.

[8]武忠弼,杨光华.中华外科病理学[M].北京:人民卫生出版社,2002.

[9]祁林梅,周其香.17例甲状腺癌手术患者的护理体会[J].中国农村卫生,2013(2):228.

[10]周芳.甲状腺癌146例的围手术期护理体会[J].临床肺科杂志,2008,13(8):1091.

案例二　乳腺癌

【查房内容】乳腺癌改良根治术后患者护理
【查房形式】疾病查房
【查房地点】病房、示教室

护士长：

乳腺癌是全世界女性发病率最高的恶性肿瘤之一,也是女性最常见的癌症死亡原因之一。随着人们预期寿命的延长及生活方式的改变,乳腺癌发病率在逐年上升。我国部分大城市报告,乳腺癌发病率居女性恶性肿瘤发病率的首位。手术切除是目前治疗乳腺癌的主要方法,而乳腺癌改良根治术又是最常用的手术方式之一。手术的成败与术后护理有着密切的关系,优质的护理有利于提高患者的康复效果,改善患者生存质量。因此,我们组织了这次疾病查房,希望大家有所收获。

王女士,您好。今天我们就您的病情进行护理查房,目的是让大家学习乳腺癌改良根治术护理的相关知识,当然,您也可以了解有关自己疾病的相关注意事项。现在要打扰您一下,您看可以吗?

患者王女士:

好的,需要我怎样配合,您尽管说。

护士长:

真是太感谢您了。那么,首先请责任护士小熊来汇报一下病史。

责任护士小熊:

王女士,40岁,发现左乳肿物1个月。门诊乳腺B超示:左乳3点可见不均质回声区,大小约21mm×31mm×25mm,边界欠清,内可见条状血流信号,BI-RADE分级4B。右侧腋下可见数个低回声区,最大者约为21mm×11mm,形态规则,边界清,内淋巴结构欠清,周边见血流信号。门诊拟诊"左乳肿瘤",收住入院。入院查体:左侧乳房外上象限3点位置距离乳头5.0cm可触及一2.0cm×3.0cm肿块,质硬,边界欠光滑,界限欠清,无压痛。患者于2017年12月12日上午在全麻下行"左侧乳腺癌改良根治术"。术中病理切片示:(左乳肿块)浸润性癌。淋巴结5枚(左腋下前哨淋巴结),冰冻层面见癌转移。现患者术后第三天,切口敷料胸带包扎外观干燥,左腋下及左胸壁各一条负压引流管,引流通畅,引流出血性液体约90mL/d。患侧上肢稍肿胀,周径较健侧粗约1.0cm,肢端血运活动好,体温37.2℃。患者现存的主要护理问题为自我形象紊乱、疾病相关知识缺乏、组织完整性受损的风险。

护士长：

小熊病史汇报得很详细。刚才提到王女士行的是"左侧乳腺癌改良根治术",那么乳腺癌有几种手术方式?

主管护师小于：

乳腺癌的手术方式共有5种,均属于根治性手术,而非姑息性手术,具体如下。

(1)乳腺癌根治术:需切除整个乳房、胸大肌、胸小肌、腋窝及锁骨下淋巴结。

(2)乳腺癌扩大根治术:指在乳腺癌根治术基础上行胸廓内动、静脉及其周围淋巴结清除术。适用于原发灶位于乳腺中央区或内侧区的患者,尤其适用于临床检查腋窝淋巴结已有转移者。

(3)乳腺癌改良根治术:指在乳腺癌根治术的基础上保留胸大肌或者同时保留胸大肌、胸小肌。

(4)全乳房切除术:指切除整个乳腺,包括腋尾部及胸大肌筋膜。此术式适用于原位癌、微小癌及年迈体弱不宜做根治术者。

（5）保留乳房的乳腺癌切除术：完整切除肿块及周围1cm的组织，并行腋窝淋巴结清扫术。适用于乳腺癌分期为Ⅰ、Ⅱ期，且乳房有适当体积，术后能保持外观效果者。术后必须辅以放疗。

患者王女士：

为什么医生给我做的是乳腺癌改良根治术？此术式有什么优点？

副主任护师小劳：

与传统的乳腺癌根治术相比，乳腺癌改良根治术切除的范围小，对机体的破坏小，患侧上肢的功能能得到充分的保留，术后并发症也相应减少，且便于Ⅱ期整形手术的开展。研究表明，早期乳腺癌改良根治术后5年和10年的生存率均可达90％以上，无论是术后生存率还是复发率，乳腺癌改良根治术与乳腺癌根治术并无明显差异。因此，乳腺癌改良根治术是目前常用的手术方式之一。

护士小骆：

20世纪70年代，费希尔（Fisher）提出，乳腺癌自发病开始就是一个全身性疾病，并逐渐认识到手术治疗失败往往是因为癌细胞的全身扩散，而非手术切除不彻底。大量研究结果显示,在综合治疗中缩小手术范围并不影响远期疗效,关键在于是否进行了全身治疗以有效控制肿瘤的远处转移。

患者王女士:

哦,原来是这样啊,谢谢你解答了我的疑问。

实习生小张:

乳腺癌改良根治术为什么还要做腋下淋巴结清扫呢?

护师小董:

腋窝淋巴结清扫是乳腺癌手术治疗中的重要组成部分,其不仅可清除已有转移的淋巴结,同时有助于确定肿瘤分期、判定预后、指导术后辅助治疗。一般常根据腋窝前哨淋巴结活检的结果来确定是否需要行腋窝淋巴结清扫术。

护士长:

什么是前哨淋巴结活检?

主管护师小王:

前哨淋巴结活检是20世纪90年代乳腺外科的一个重要进展。前哨淋巴结指患侧腋窝中接受乳腺癌淋巴引流的第一站淋巴结,可用示踪剂显示后切除活检。根据前哨淋巴结的病理结果预测是否有腋窝淋巴结肿瘤转移,结果呈阳性者需要做腋窝淋巴结清扫,呈阴性者可不做。前哨淋巴结活检适用于临床淋巴结阴性的乳腺癌患者。

护士长:

那么,行乳腺癌手术之前,我们该做哪些准备呢?

护士小黄:

除了外科手术的常规术前准备以外,妊娠期及哺乳期的患者应立即终止妊娠或停止哺乳,以减轻激素的作用。手术范围大、需要植皮的患者除常规备皮外,还要做好供皮区的(如腹部或同侧大腿区)皮肤准备。乳房皮肤溃疡者,术前每日换药至创面好转。

护士长:

患者术后返回病房,作为责任护士,小熊,你如何对患者进行病情观察?

责任护士小熊:

患者术后需严密观察生命体征情况;观察切口敷料渗血、渗液情况;保持有效的负压吸引和引流管的通畅,观察引流液的颜色、性质和量的情况。

护士长：

如果患者行了乳腺癌扩大根治术,还应重点观察什么？

护师小骆：

患者行了乳腺癌扩大根治术,就有胸膜损伤的可能。需要观察患者的呼吸频率和深度,以及有无呼吸困难、呼吸表浅、呼吸急促、胸闷、气闭等症状,以便早期发现和处理肺部并发症,如气胸等。

护士长：

回答得很好。除了病情观察,伤口护理也很重要,该怎样做？ 谁来回答一下。

护师小祝：

护理伤口时要注意有效包扎,手术部位用弹力绷带加压包扎,使皮瓣紧贴胸壁,防止积液积气。包扎松紧度以能容纳一根手指、维持正常血运、不影响呼吸为宜。当患者出现手指发麻、皮肤发绀、皮温下降、动脉搏动不能扪及时,提示腋窝部血管受压,要及时调整绷带的松紧度。

护师小叶:

我来补充一点,还要观察皮瓣血液循环。正常皮瓣的温度较健侧略低,颜色红润,并与胸壁紧贴。若皮瓣颜色暗红,提示血液循环欠佳,有可能发生坏死,应立即报告医生。

护士长:

乳腺癌术后发生皮瓣坏死的原因有很多,包括皮瓣供血不足、张力过大、没有保持良好的负压吸引等。王女士有腋下和胸壁负压引流管各1条,日常护理时有哪些注意事项?

主管护师小俞:

(1)保持有效负压吸引:负压吸引的大小要适宜。若负压过高,可导致引流管瘪陷,引流不畅;若负压过低,则不能有效引流,易致皮下积液、积血。若引流管外形无改变,但未闻及负压抽吸声,应检查连接是否紧密,压力是否适当。

(2)妥善固定引流管:引流管的长度要适宜,患者卧床时将引流管固定于床旁,起床时固定于衣上。

(3)保持引流管通畅:防止引流管受压和扭曲。引流过程中若有局部积液、皮瓣不能紧贴胸壁且有波动感,则应报告医生及时处理。

(4)观察引流液的颜色和量:术后1~2d,每日引流量约为50～200mL,之后颜色逐渐变淡、量逐渐减少。

（5）术后一周左右,当引流液颜色为淡黄色,每日引流量少于10mL,创面与皮肤紧贴,手指按压伤口周围皮肤无空虚感时,即可考虑拔管。若拔管后仍有皮下积液,可在严格消毒后抽液并局部加压包扎。

护士长:

归纳得非常全面。病史中提到患者患侧上肢肿胀,周径较健侧粗约1.0cm,请分析一下患肢肿胀的原因。

副主任护师小朱:

患侧腋窝淋巴结切除、头静脉被结扎、腋静脉狭窄形成血栓栓塞、局部积液感染等因素都可以导致上肢淋巴回流不畅、静脉回流障碍,过多的淋巴液聚集在上肢从而引起水肿。

护士长:

如何进行上肢周径的测量、水肿的分级?

副主任护师小周:

上肢水肿测量采用周径测量法比较简单,即取患肢腕横纹处、尺骨鹰嘴上下各10cm处分别测量其周径,与健侧做对比。水肿分级如下。

轻度：患侧上肢周径比健侧粗3cm以下，多限于上臂近端，常发生于术后短期内。

中度：患侧上肢周径比健侧粗3～6cm，水肿的范围影响整个上肢，包括前臂和手背。

重度：患侧上肢周径比健侧粗6cm以上，皮肤硬韧，水肿波及整个上肢及手指。

护士长：

我们该如何预防患肢肿胀？

护士小黄：

（1）避免损伤：不在患侧上肢测血压、抽血、做静脉或皮下注射等，避免损伤。

（2）保护患侧上肢：平卧时患肢下方垫枕抬高10°～15°，肘关节轻度屈曲；半卧位时屈肘90°放于胸腹部；下床活动时用吊带托或用健侧手将患肢抬高置于胸前，需要他人扶持时只能扶健侧，以防腋窝皮瓣滑动而影响愈合；避免患肢下垂过久。

护士长：

如何促进肿胀消退？

护士小黄：

可以按摩患侧上肢或让患者进行握拳，屈、伸肘运动。上肢肌肉的收缩可以帮助淋巴液向腋窝及颈部回流，促进血液循环；同时可以促进淋巴液中的蛋白重吸收，使肢体的淋巴水肿减轻或消失。肢体肿胀严重者，可用弹力绷带包扎或戴弹力袖以促进淋巴回流；局部感染者，应及时应用抗生素。

护士长：

为什么术后早期就要开始进行患肢功能锻炼？进行患肢功能锻炼除了能预防和消除患肢肿胀，还有其他作用吗？

责任护士小熊：

由于手术切除了胸壁肌肉、筋膜和皮肤，患者患侧的肩关节活动明显受限制。术后加强患肢活动可增强肌肉力量，松解和防止粘连，最大限度地恢复肩关节的活动范围。

护士长：

功能锻炼的原则是什么？

护士小骆：

功能锻炼应遵循以下原则。

（1）及早开始,循序渐进,持之以恒。

（2）兼顾锻炼效果与伤口愈合。

（3）锻炼的强度和方式需结合患者自身实际情况(如病情、年龄、体力等)制定。

（4）把握锻炼强度:既不能不锻炼,因为不锻炼可能导致瘢痕收缩及患侧肢体功能障碍;也不能过度锻炼,要避免过度牵拉而导致患肢肿胀。

护士长:

具体该如何进行患肢的功能锻炼?

主管护师小王:

（1）术后24h内:主要锻炼手、腕部的功能,患者可做伸指、握拳和屈腕等锻炼。

（2）术后1~3d:进行上肢肌肉的等长收缩,利用肌肉泵作用促进血液和淋巴的循环。患者采用健侧上肢或在他人协助下进行屈肘、伸臂锻炼,并逐渐过渡到肩关节小范围前屈、后伸运动(前屈角度小于30°,后伸角度小于15°)。

（3）术后4~7d:鼓励患者用患侧手洗脸、刷牙、进食等,并进行以患侧手触摸对侧肩部及同侧耳朵的锻炼。

（4）术后1周:待皮瓣基本愈合后,患者可以开始做肩部活动,主要是以肩关节为中心前后摆臂。

（5）术后 10d 左右：患者的皮瓣与胸壁贴合已较牢固，可循序渐进地做抬高患侧上肢、手指爬墙、梳头等动作。需要注意的是，患者术后 7d 内不应做患肢上举动作，10d 内不做外展肩关节动作。

护士长：

术后早期锻炼有哪些注意事项？

主管护师小劳：

术后早期功能锻炼时应注意：凡有腋下积液且皮瓣未充分与胸、腋壁贴合者，术后锻炼第三天腋窝引流量较多且 24h 引流液量＞100mL 者，近腋区的皮瓣较大面积坏死者，都需要适当延迟活动肩关节，并减少活动量。

患者王女士：

原来是这样，护士一直在教我怎样进行患肢运动，我会好好配合的。

护士长：

从疾病确诊到手术，到辅助治疗，再到康复，每一位乳腺癌患者都经历着不同的心路历程。由于乳房切除的不良影响，患者容易出现焦虑、抑郁等负面情绪，针对这些情况，我们应当根据患者的实际情况为其制定具有针对性的护理措施,积极听取患者的要求,与其建立良好的关系。那么,应该如何做好患者的心理护理?

护师小叶:

（1）根据患者不同的心理状况进行针对性护理。

（2）使用适当的语言,加强与患者交流沟通。

（3）增强患者的自信心与安全感。

实习生小吴:

还可以适当化妆,以饱满的精神面貌面对患者,也可以减轻患者的负性情绪,增加其战胜疾病的勇气。手术切除患侧乳房,造成了患侧乳房的缺失,待切口愈合后,可以佩戴合适的义乳,不仅可以使患者重新找到身体的平衡,而且可以使其增加自信。

主管护师小王:

根据患者的身体情况选择并坚持一些运动项目,在增强机体抵抗力的同时可帮助患者重塑生活的信心。继续保持自己的兴趣爱好,拓宽知识面。指导患者合理安排日常活动,回归家庭和社会。

护师小董：

还要注意与患者家属交流，目的是让患者得到家属的支持。机体恢复到一定程度后，可以开始恢复性生活。适度、和谐、有规律的性生活不但对身体无害，而且可增强患者的自信心，调整患者的内分泌系统，有利于患者的康复。

患者王女士：

护士，出院后我还要注意些什么？

副主任护师小朱：

（1）近期避免用患侧上肢搬动或提拉过重物品，继续功能锻炼。

（2）术后5年内避免妊娠，防止乳腺癌的复发。

（3）后续还需要进行放疗、化疗。放疗期间注意保护皮肤，当出现放射性皮炎时要及时就诊；化疗期间定期检查肝、肾功能及白细胞计数；加强营养，增强机体抵抗力。

主管护师小俞：

我补充一点，所有治疗结束后还是要进行终身随访。术后第一、二年内，每3个月随访1次；术后第三、四年内，每半年随访1次；术后第五年开始，每年随访1次。

护士长：

　　这次的疾病查房大家都准备得很充分，发言很积极。通过这次查房，我们对乳腺癌的手术方式，前哨淋巴结活检的意义，患侧上肢水肿的原因、预防及处理，术后患者的功能锻炼、心理护理等内容进行了学习，也查阅了相关文献。希望大家对接受乳腺癌改良根治术患者的护理有新的收获。王女士，谢谢您的配合，希望今天的查房对您也有所帮助。

（柴雷明）

参考文献

　　[1]陈波，贾实，张文海，等.乳腺癌术后上肢淋巴水肿的危险因素分析[J].中国医科大学学报，2012，41（7）：637-641.

　　[2]何英，邓宏武.现代医学模式影响下的乳腺癌手术方式递嬗[J].医学与哲学，2017，38（8）：27-30.

　　[3]霍雷军，郜红艺，谢四梅.乳腺癌前哨淋巴结活检的病理特征及意义[J].广东医学，2014，35（19）：3010-3014.

　　[4]王跃华，贾绍昌，江涛，等.1046例乳腺癌手术方式的比较分析[J].医学研究生学报，2011，24（7）：725-727.

　　[5]叶锦荷.乳腺癌改良根治术后早期阶段性功能锻炼对患者康复效果的影响[J].中国医药导报，2015，12（2）：61-64.

案例三　肺　癌

【**查房内容**】肺癌患者的围手术期护理

【**查房形式**】三级查房

【**查房地点**】示教室

护士长：

肺癌多起源于支气管黏膜上皮,因此也称支气管肺癌。近50年来,全世界肺癌的发病率明显增加,发病年龄大多在40岁以上,以男性多见,男女比例为3∶1～5∶1。但近年来,女性肺癌的发病率也明显增加。今天,我们对一位肺癌术后患者进行护理查房,希望通过这次查房,大家都有新的收获。

护士长：

沈先生,您好!我们今天就您的病情进行护理查房,目的是让大家学习关于您病情的相关知识,您在此过程中也可以了解有关自己疾病的一些注意事项。现在要打扰您一下,有可能还需要您的配合,您看可以吗?

患者沈先生：

可以，需要怎么做，你们说就行，我会配合的。

护士长：

真是太感谢您了，那么，首先请责任护士小鲍来汇报一下患者的病史。

责任护士小鲍：

患者沈先生，咳嗽、咳痰10余天，当地医院抗感染治疗后无明显缓解，到我院门诊拍CT，提示左肺尖胸膜下磨玻璃结节，考虑肿瘤。门诊拟"左肺结节"收入院，入院时咳嗽、咳痰仍存在，咳白色黏痰，无胸闷、气促、胸痛不适。有肺结核、气管炎病史，目前使用布地奈德福莫特罗粉吸入剂，曾行阑尾切除术，有吸烟、饮酒史，无家族史。

2018年1月9日，在全麻下行"胸腔镜下左肺癌根治术"，于12:15返回病房，术后带回胸腔引流管、留置导尿管、颈部穿刺、自控镇痛泵（patient coutrolled aualgesia，PCA）各一。医嘱一级护理，禁食，吸氧3L/min，抗炎补液治疗。胸腔引流管引流出血性液体，水柱波动存在，咳嗽时胸瓶内无气泡逸出，切口敷料干燥，切口持续性钝痛NRS评分为3分，留置导尿管通畅，尿色清；心电监护示：心律齐。巴氏指数评分表评分为25分,为重度依赖,深静脉血栓风险评分为16分,为高风险,压疮风险评分为12分。术中冰冻切片病理报告示:(左上肺叶结节)浸润性腺癌。术后生命体征平稳,体温36.3℃,脉搏83次/min,呼吸19次/min,血压120/82mmHg。术后有头晕不适,予停PCA,盐酸消旋山莨菪碱、地塞米松对症治疗后好转。

2018年1月9日17:00开始,咳嗽时胸瓶内有明显气泡逸出。2018年1月16日,咳嗽时胸瓶内无气泡逸出,引流液颜色由原来的血性变为黄色,期间胸腔引流量一直在正常范围内,出现过多次切口疼痛难忍状态,NRS评分为4～5分,予以盐酸曲马多注射液止痛后缓解。术后出现低热,最高体温为37.8℃。目前,治疗措施有导管护理及抗炎、止痛、补液、营养支持治疗等。患者现存的护理问题主要有:①气体交换受损;②清理呼吸道无效;③疼痛;④活动无耐力;⑤潜在并发症为出血、心律失常、静脉血栓栓塞、非计划性拔管;⑥体温过高;⑦焦虑。

患者沈先生:

看来我的毛病也挺严重的,我很担心会不会影响以后的生活。

护士长：

是的，不过您的手术还是比较顺利的，现在病情也比较稳定了，不要有太大的心理负担。刚才小鲍汇报的病史非常详细，但肺癌的病因尚不完全明确，目前认为肺癌的发病与哪些因素有关系呢？

护士小沙：

（1）吸烟：长期大量吸烟是肺癌的一个重要致病因素。有资料表明，长期大量吸烟（每日吸烟达40支以上）者患肺鳞癌和小细胞癌的风险比不吸烟者高4～10倍。

（2）某些化学物质、放射性物质：长期接触石棉、铬、镍、铜、锡、砷、放射性物质者，肺癌的发病率较高。

（3）人体内在因素：人体的免疫状态、代谢活动、遗传因素、肺部慢性感染等，也可能是肺癌发生的影响因素。

（4）其他：近年来，肺癌分子生物学方面的研究表明，某些基因（如 P53 基因、nm23-H1 基因等）表达的变化及突变与肺癌的发病有密切的联系。

护士长：

好的，那肺癌的分类和转移途径有哪些？

护士小徐：

肺癌可发生于两肺的任何肺叶，但右肺多于左肺，上叶多于下叶，中叶最少，上叶前段最多。肿瘤位置靠近肺门者称为中心型肺癌；起源于肺段支气管以下的癌肿，位置在肺的周围部分者称为周围型肺癌。

按组织学类型分类，肺癌可分为以下几种：①侵袭前病变；②鳞状细胞癌；③小细胞癌；④腺癌；⑤大细胞癌；⑥腺鳞癌；⑦多型性，肉瘤样或含肉瘤成分癌；⑧其他；⑨类癌；⑩唾液腺型癌（涎腺型肺癌）；⑪未分类癌。

临床最常见的肺癌类型为下列四种类型。

（1）鳞状细胞癌（鳞癌）：在肺癌中约占50%，大多数起源于较大的支气管，常为中心型；生长速度较缓慢，病程较长，通常先经淋巴转移，血行转移发生的时间较晚。

（2）小细胞癌（未分化小细胞癌）：细胞形态与小淋巴细胞相似，形如燕麦穗粒，因而又称燕麦细胞癌。小细胞癌发病率比鳞癌低，一般起源于较大支气管，多为中心型；恶性程度高，生长快，较早出现淋巴转移和血行转移，在各型肺癌中属预后较差的类型。

（3）腺癌：多数起源于较小的支气管上皮组织，多为周围型肺癌，少数则起源于大支气管，一般生长较慢，少数在早期即发生血行转移，淋巴转移则较晚发生。

（4）大细胞癌：较少见，约半数起源于大支气管，多为中心型肺癌；癌细胞分化程度低，常在发生脑转移后才被发现，预后很差。

肺癌的转移途径有如下几种。

（1）直接扩散：癌肿沿支气管管壁并向支气管腔内生长，可造成支气管腔部分或全部阻塞；亦可直接扩散侵入邻近肺组织，并穿越肺叶间裂侵入相邻的其他肺叶；还可以侵犯胸壁、胸内其他组织和器官。

（2）淋巴转移：是常见的扩散途径。

（3）血行转移：多发生在肺癌的晚期。

护士长：

很好，回答得很全面，那么肺癌的临床表现有哪些？

护师小李：

肺癌的临床表现与肺癌的部位、大小、是否压迫和侵犯邻近器官以及有无转移等密切相关。

早期肺癌，特别是周围型肺癌多无症状。癌肿增大后，常出现以下表现：①刺激性咳嗽；②血性痰，痰中可带血点、血丝或断续地少量咯血，大量咯血则很少见；③部分肺癌患者由于肿瘤压迫，造成较大支气管不同程度的阻塞，可出现胸闷、哮鸣、气促、发热和胸痛等症状。

晚期肺癌患者,除食欲减退、体重减轻、倦怠及乏力等全身症状外,还可出现癌肿压迫或侵犯邻近器官、组织,以及发生远处转移等。压迫或侵犯喉返神经会出现声带麻痹或声音嘶哑;压迫上腔静脉会导致面部、颈部、上肢和上胸部静脉怒张;侵犯胸膜会引起胸膜腔积液,常为血性,大量积液可引起气促;癌肿侵犯胸膜及胸壁时,有时可引起持续性剧烈胸痛;若侵入纵隔,压迫食管,可引起吞咽困难。

护士长:

好的,目前肺癌的主要治疗原则是以手术治疗为主,结合放化疗、中医中药以及免疫治疗等方法。那么谁来讲一讲,肺癌围手术期我们该如何进行护理呢?

护师小张:

一、术前护理

(1)心理护理:患者往往对手术十分恐惧,加上患者有"谈癌色变"的心理压力,难免情绪不稳定。护士应针对患者年龄、职业及性格的差异,进行个体化的心理疏导,安慰鼓励患者,并对其进行相关的术前健康教育,使患者对病情有一个客观正确的认识,同时用"以情感人,以理服人"的护理服务理念帮助他们,使其产生归属感,顺利度过危险期。护士应及时把握患者的心理变化,采取各种形式做好患者心理疏导,消除患者对手术的恐惧,帮助其树立战胜疾病的信心。

(2)呼吸指导:①呼吸功能锻炼。一般术前1周开始深呼吸训练,如坐位胸式呼吸及卧位腹式深呼吸,每天2～3次,每次10min。②吹气球练习。一般术前3天开始吹气球练习,尽可能1次将气球吹到最大,反复练习,每天3次,每次10min。有报道显示,应用吹气球法防止术后肺不张的有效率达100%。③有效咳嗽。指导患者深吸气屏住,紧闭声门,使膈肌抬高,增加胸膜腔内压,收缩肋间肌,然后咳嗽,打开声门,使气体或液体冲出,每天2次,每次5～10min。

二、术后护理

(1)加强心肺功能监护:术后48h内加强监护,如心电、血氧监测,及时发现和处理术后并发症,使患者转危为安。

(2)保持呼吸道通畅:①观察患者的呼吸情况,包括胸廓运动是否对称,有无呼吸困难和发绀等。②鼓励患者深呼吸和有效咳嗽。术后24～48h内,每隔1～2h叫醒患者,协助家属为患者叩背,嘱患者咳嗽,痰多或咳嗽无力时应吸痰。咳嗽时,固定患者胸部伤口,以减轻疼痛。固定胸部伤口的方法有两种:一种是护士站在患者术侧,一手放在术侧肩膀上并向下压,另一手置于伤口下支托胸部协助。当患者咳嗽时,护士的头应转向患者身后,以避免被咯出的分泌物溅到。另一种是护士站在患者的健侧,双手紧托伤口部位以固定胸部伤口。固定胸部时,手掌张开,手指并拢。指导患者先慢慢轻咳,再将痰咳出。③吸氧。当血氧饱和度低于90％时,应及时调整氧流量,待缺氧改善后再改为间断或按需吸氧,以确保氧合指数。④常规给予超声雾化吸入,每天2次,持续1周,雾化吸入可稀释痰液,使之易被咳出。

（3）胸腔闭式引流管的护理:①胸腔闭式引流装置要妥善固定,同时需密切观察引流液的颜色、量、性质,保持引流通畅,防止引流管受压扭曲、堵塞和滑脱。②观察胸腔引流管的水柱波动幅度,正常波动范围为4～6cm。如患者出现胸闷憋气、呼吸急促、引流管水柱无波动、气管向健侧移位等症状,提示引流管堵塞,应反复挤捏或予以少量生理盐水冲洗、回吸处理后促使其通畅。③胸腔引流管安置48h后,如查体及胸片证实肺已完全复张,8h内引流量少于50mL,无气体排出,患者无呼吸困难,可拔除胸腔引流管。拔管时,患者取半卧位,鼓励患者咳嗽,挤压引流管后夹闭,拔管前嘱患者深吸一口气后屏住,拔管,迅速用凡士林纱布覆盖伤口,宽胶布封闭,胸带加压包扎。拔管后要密切观察患者有无呼吸困难、气胸及皮下气肿等症状。

主管护师王老师:

术前应指导患者戒烟;术后应鼓励患者早期下床活动,目的是预防肺不张,改善呼吸循环功能,增进食欲,振奋精神。术后第一天,如果患者生命体征平稳,应鼓励及协助患者下床或在床旁站立移步;带有引流管者要妥善保护;严密观察患者病情变化,出现头晕、气促、心动过速、心悸和出汗等症状时,应立即停止活动。术后第二天起,可扶持患者围绕病床在室内行走3～5min,以后根据患者情况逐渐增加活动量。进行促进手臂和肩关节活动的运动,预防术侧胸壁肌肉粘连、肩关节强直及失用性萎缩。待患者麻醉清醒后,可协助其进行臀部、躯干和四肢的轻度被动活动,每4小时1次;术后第一天即开始做肩、臂的主动运动。

护士长:

很好,讲得也很详细,大部分肺癌患者手术方式是肺叶切除或者是肺楔形切除,但也有少数患者因为肿瘤的大小或位置原因,需要行一侧全肺切除。那么对于全肺切除的患者,我们该怎么护理呢?

主管护师董老师:

全肺切除后,关胸前放置一根引流管,接无菌水封瓶,目的主要是调节胸腔内压力,预防纵隔移位导致呼吸困难和循环功能紊乱。术后心电监测应至少监测48h,同时应经常复查血气,并监测血氧饱和度,使患者保持呼吸道通畅。监测中心静脉压,使中心静脉压维持在5～12cmH$_2$O,并准确记录液体出入量。每日补液量不超过1500mL,补液滴速以20～

30滴/min为宜,并限制氯化钠的用量,以减轻患者的心脏负荷,预防急性肺水肿。观察患者尿量,维持水、电解质平衡。应避免过度侧卧,可采取45°侧卧位,以预防纵隔移位、心血管扭曲和纵隔压迫健侧肺而导致的呼吸循环功能障碍。每1～2小时变换体位、翻身扣背1次,扣背可以促进排痰,并预防健侧肺不张的发生。一般情况下,胸腔引流管平时是夹闭的状态,可以根据患者的自身情况开放,对胸腔内的压力进行调节。气管正确的位置应该在中间,要查看气管是否移位。若气管移位至健侧,患者一般都会有心慌、气短的症状,要马上开放胸腔闭式引流管,缓慢放开夹闭引流管的止血钳,要缓慢地放液,每次放出的液体量大约为500mL,以降低纵隔移位的可能性。在操作过程中要密切观察患者的情况,遇到异常情况要及时采取处理措施。开放引流管时嘱患者平静呼吸、避免咳嗽,并有医务人员守护。临床常见放液过程中,常因放液过快、过多导致患者发生心慌、气短的症状,心电监护显示有心律失常,此时应即停止放液,患者取平卧位、予吸氧,并及时通知医生。若气管轻微向患侧移位,通常不需要做特殊的处理。如果发生严重的移位时,我们可以将空气注入胸腔,患者接受胸膜全肺切除术之后,残腔不做其他处理,胸腔里可以有一些胸液,这样能够使纵隔达到稳定的状态,否则会发生严重的并发症。

实习护士小唐:

老师,如果发生了肺水肿,我们要怎么做呢?

护师小胡:

临床上,急性肺水肿主要表现为突然出现严重的呼吸困难,端坐呼吸,伴咳嗽,常咳出粉红色泡沫样痰,患者烦躁不安,口唇发绀,大汗淋漓,心率增快,两肺布满湿啰音及哮鸣音,严重者可引起晕厥及心搏骤停。

肺水肿的抢救及护理:①取坐位或半卧位,双下肢下垂,以减少静脉回流。②高流量吸氧6~8L/min,35%乙醇溶液湿化吸氧。③皮下或肌内注射吗啡5~10mg或哌替啶50mg,注意昏迷、休克、严重肺部疾病患者禁用。④静脉注射快速利尿剂,减少回心血量。⑤缓慢静注去乙酰毛花苷注射液0.2~0.4mg。⑥使用血管扩张剂降低前后负荷。⑦氨茶碱稀释后缓慢静脉注射,解除支气管痉挛。⑧使用地塞米松降低毛细血管通透性,从而降低周围血管阻力。⑨密切观察神志、面色、心率、心律、呼吸、血压、尿量、滴速、用药反应等。⑩及时、准确、详细地记录各项生命体征。

护士长:

非常好,胸腔闭式引流瓶在我们工作中是比较常见的,也是我们胸外科的特色,胸管对患者来说是非常重要的一根管道。除了常规的护理外,我们还要知晓一些异常情况的处理措施。谁能来说一说我们临床上一些常见的护理问题?

主管护师鲍老师:

我们临床上常见的护理问题有:①活动性出血,主要与术中局部止血不良、术后剧烈咳嗽、麻醉清醒前强力挣扎有关。②引流不畅,原因主要有胸壁切口狭窄压迫引流管、肺膨胀或膈肌上升将引流管口封闭、包扎伤口时折压引流管、引流管扭曲、血块或脓块堵塞引流管。③水柱波动异常。

异常水柱波动主要包括:①水柱与水平面静止不动,提示水柱上的管腔有漏气,使水柱与大气相通;或与管道打折、受压有关。②水柱在水平面下静止不动,提示胸腔内正压,有气胸。③水柱在水平面上静止不动,提示肺已复张,胸腔内负压已建立。④水柱波动过大,超过 $6\sim10\text{cmH}_2\text{O}$,提示肺不张或残腔大。⑤深呼吸或咳嗽时,胸瓶内有气泡,提示有气胸或残腔内积气多。

胸部手术往往需要分离粘连的胸膜和解剖发育不全的肺裂,因此患者术后常常出现不同程度的肺部漏气,漏气点的来源多见于肺间质的破损,由于肺叶切除或肺部分切除而造成的粗面漏气。漏气可分为三度:一度为用力咳嗽时有气泡逸出;二度为深呼吸或轻咳时有气泡逸出;三度为平静呼吸时即有气泡逸出。多数肺漏气患者可自行愈合,漏气严重者或长时间不能愈合者可通过胸腔内注入高糖、接低负压吸引等方法治疗。沈先生在术后就出现了肺漏气现象,但是属于一度漏气,因此医生并没有做过多的处理,而是让其自行愈合。

临床上最危险的意外是胸管滑脱或者水封瓶破裂、连接部位脱节。原因主要有:①患者及其家属对管道护理知识的缺乏、重视不足、评估不够,对管路滑脱预见性差,管道放置、固定不妥当;②护患沟通不足、宣教不到位;③患者翻身、下床活动时外力拔出或者意识不清时自行拔出;④置管时间过长后,缝线松脱等。若引流管从胸腔滑脱,应立即用手捏闭伤口处的皮肤,消毒后用凡士林纱布封闭伤口,协助医生做进一步处理。如果是引流管连接处脱落或引流瓶损坏,应立即采用双钳夹闭胸壁导管,按无菌操作更换整个装置。

实习护士小王:

老师您刚刚提到了活动性出血,您能讲一讲我们该怎么去观察胸腔积液的颜色吗?

主管护师鲍老师:

好的,那下面我就讲一下关于异常胸腔引流液颜色的观察及处理。

（1）活动性出血：肺部手术后每小时胸腔引流液量大于
100～200mL，持续 3h 以上，颜色且呈鲜红色或红色，性质较
黏稠，易凝血，则考虑活动性出血，应立即汇报医生。治疗上
应静脉给予输血、晶体液、胶体液等纠正低血容量，并做好再
次开胸手术止血的准备。

（2）乳糜胸：乳糜胸通常是术中损伤胸导管所致，纵隔
淋巴结清扫是肺切除术并发乳糜胸的首要原因（特别是在清
扫隆凸下或主动脉下纵隔淋巴结时）。淋巴管中的淋巴液主
要由脂肪、肠上皮吸收的营养物质组成，淋巴管破裂后营养
物质溢出，形成胸腔积液，形成乳糜胸。术后患者出现心悸、
心率增快等，引流管引流出白色、淡黄色、淡红色胸腔积液，
每天引流量＞500mL 时，怀疑为乳糜胸。乳糜胸较为罕见，
但严重时可危及患者生命。术后并发乳糜胸首选保守治疗，
90％的肺癌术后并发乳糜胸患者可经以饮食控制为主的综
合保守治疗治愈。饮食控制包括禁食合并静脉营养和低脂
饮食两种方法。一般先予以禁食 1 周，有明显胸导管损伤的
患者禁食 2 周，有效后再禁食 2 周。禁食期间要按医嘱及时
静脉补充营养，可经静脉补充水、电解质、白蛋白、脂肪乳、氨
基酸，防止出现严重的代谢紊乱和机能衰竭。恢复饮食时，
开始给予低脂饮食，1 周后，若未引流出乳糜液者，可恢复正
常饮食，给予患者高蛋白、高热量、高维生素的饮食，以维持
身体营养的需要。但在确认有无乳糜液引出时，应谨慎小

心,避免恢复饮食后胸导管内压力增高后再发乳糜胸。临床上还经常联合生长抑素来治疗乳糜胸,取得了很好的效果。对于引流量较多的乳糜胸患者,则需行胸导管结扎术来进行治疗。

患者沈先生:

鲍老师,那我过几天出院后在家要注意些什么?

责任护士小鲍:

您出院回家后数星期内,仍应进行呼吸运动和有效咳嗽;保持良好的口腔卫生,避免出入公共场所或与上呼吸道感染者接触,避免居住或在布满灰尘、烟雾及化学刺激物品的环境中工作;保持良好的营养状况,注意每天保持充分休息与活动;若有伤口疼痛、剧烈咳嗽及咯血等症状,或有进行性倦怠情形,应返院复诊。

患者沈先生:

谢谢你们了,我会注意的。

护士长:

不用谢,沈先生,您的康复是我们最大的心愿。肺癌的发病率如此高,虽然现在肺部微创手术已经很成熟了,但术后仍然存在较多的并发症,甚至导致死亡。我们需要用更专业的护理来尽可能地减少并发症的发生,降低死亡率,使患者更好更快地恢复健康。

我总结一下今天的查房。这次查房我们主要学习了肺癌相关的内容,着重学习了肺癌患者围手术期的护理。希望通过今天的学习,大家能巩固肺癌的相关护理知识。

责任护士小鲍:

沈先生,今天打扰您这么久了,非常感谢您的配合,希望我们这次查房对您也有帮助,那您好好休息,我等会儿再来看您。

(鲍梦婷)

·························· **参考文献** ··········

[1]陈珂,刘荣.一侧全肺切除术后护理体会[J].兵团医学,2017,52(2):72-73.

[2]牛玉苓,刘敏,王春霞.肺癌患者围手术期的护理干预措施[J].中国医药指南,2016,14(23):240-241.

[3]段晋,施云飞,雷又鸣,等.肺癌术后乳糜胸诊治分析[J].中外医疗,2017,36(2):57-59.

[4]韩培培.优质护理在肺癌患者围手术期的临床应用

分析[J].实用临床护理学电子杂志,2017,2(10):4,6.

[5]胡晓萍,周玉清,张玲敏.胸腔镜术后发生肺漏气的观察与护理[J].中西医结合护理(中英文),2015,1(4):86-88.

[6]汤玲玲,吴佳悦.肺癌术后并发乳糜胸护理进展[J].护理实践与研究,2017,14(16):26-27.

[7]谢静.探讨舒适护理在肺癌手术患者围术期的应用[J].世界最新医学信息文摘(连续型电子期刊),2016,16(20):211,214.

[8]周明芳.胸膜全肺切除术后胸腔闭式引流的护理[J].临床医药文献电子杂志,2015(7):1349,1351.

案例四　肺癌术后肺栓塞

【查房内容】肺癌术后肺栓塞患者的护理
【查房形式】三级查房
【查房地点】病房、示教室

护士长：

　　肺栓塞（pulmonary embolism，PE）是因各种栓子阻塞肺动脉系统，引起肺循环功能障碍的临床和病理生理综合，包括肺血栓栓塞（pulmonary thromboembolism，PTE）、脂肪栓塞综合征、羊水栓塞、空气栓塞等，是重要的致死因素。PTE是来自静脉系统或右心的血栓阻塞肺动脉或其分支所致的疾病，以肺循环和呼吸功能障碍为主要临床表现和病理生理特征。PTE为PE的最常见类型，占PE中的绝大多数，通常所称的PE即指PTE。肺栓塞有很高的发病率和病死率，是临床上严重威胁患者生命的心肺血管性疾病，病死率高达30%。引起PTE的血栓主要来源于深静脉血栓形成（deep venous thrombosis，DVT）。DVT多发于下肢或盆腔深静脉，栓子脱落后随血流进入肺动脉及其分支，PTE常为DVT的并发症。PTE与

DVT在发病机制上互相关联,是同一种疾病病程中两个阶段的不同临床表现。目前,我科正好收治了一位肺癌术后肺栓塞的患者,这位患者经积极治疗,病情稳定,现在大家一起去床边查房,进行讨论与学习。

责任护士小王:

庄阿姨,护士长带我们一起来看您,就您的病情进行护理查房,目的是让大家学习关于您的病情的相关知识。您可以从中了解有关自己疾病的一些注意事项。现在要打扰您一下,有可能还需要您的配合,您看可以吗?

患者庄阿姨:

可以。

护士长:

下面请责任护士小王汇报一下患者病史。

责任护士小王:

患者庄阿姨,57岁,体检发现双肺结节1月余。查胸部CT提示:①右肺尖混杂磨玻璃样结节;②左下肺磨玻璃结节。于2017年2月25日拟"双肺结节"收住入院,行手术治疗。入院时患者未诉胸闷、气促、咳嗽、咳痰不适。有高血压病史7年,血压控制在140/90mmHg。完善各项检查及术前准备,排除手术禁忌后,于2月27日全麻下行"胸腔镜下双侧肺癌根治术(左下肺楔形+右肺上叶切除)"。术后带回右锁骨静脉置管1根,左、右两侧各1根胸管予接低负压吸引,留置导尿管1根,胸部敷料干燥。医嘱予一级护理,禁食,吸氧3L/min,心电监护,抗炎、化痰、补液、预见性止痛等。

术后诊断:双侧肺癌。术后疼痛NRS评分3分,Barthel评分为重度依赖,跌倒评分1分,营养评分1分,DVT评分14分。

2月28日9:00医嘱予改米汤饮食,停留置导尿管;为改善睡眠,予艾司唑仑1mg,每晚口服。18:30患者氧饱和度为91%,自诉胸闷、气促不适,汇报医生,医嘱予呋塞米(速尿)10mg静推,后胸闷缓解,氧饱和度为95%。19:36医嘱予停左侧胸管,右侧胸管接单瓶,患者无胸闷气促不适。

3月1日9:30改二级护理,半流质饮食,停心电监护,停PCA,切口钝痛存在,停右胸管;为改善睡眠,予鲁米那0.1g每晚肌注,并予低分子肝素钠治疗。

3月2日9:10医嘱予停吸氧,无胸闷、气促不适,停右锁骨下静脉置管后无渗血。14:37患者经皮测血氧饱和度为78%~80%,自诉无胸闷、气促不适,医嘱予间歇吸氧3L/min。

3月3日查血气分析:动脉血二氧化碳分压为48.1mmHg,动脉血氧分压为50mmHg,血氧饱和度为87.1%,碳酸氢根为32.3mmol/L,患者自诉活动后胸闷、气促存在,休息后可缓解。查急诊生化全套:钾(急诊)2.94mmol/L,医嘱予补钾对症治疗。肺动脉CTA检查示:两肺多发充盈缺损,考虑肺动脉栓塞,建议治疗后复查,嘱患者卧床休息。

3月4日10:00患者活动后气促存在,医嘱予改为持续双鼻塞吸氧3L/min。

3月5日患者双下肢B超示:双下肢静脉超声未见明显异常。18:09血管外科会诊后予改一级护理,心电监护,告病危,绝对卧床休息,改低分子肝素钠0.4mL,皮下注射,每12小时一次。血压151/98mmHg,予降压治疗。血氧饱和度:91%~95%。

3月6日,查凝血全套+D-二聚体:纤维蛋白原621mg/dL,D-二聚体1641.0ng/mL。

3月24日,国际标准化比值(internationel normalized,INR)3.86,立即予维生素K_1 10mg,肌肉注射。今患者未诉明显发热畏寒、咳嗽咳痰、胸闷气急、胸痛、头痛头晕等不适。查体见生命体征平稳,双肺呼吸音清,未闻及干湿啰音,心律齐,腹部及四肢查体无特殊。

护理查体:入院时Barthel评分为100分,无须依赖,跌倒危险因子评分为1分,压疮危险因素评分为23分,NRS评分为0分,不存在营养风险。未诉胸闷、气促、咳嗽、咳痰不适。血压135/81mmHg,脉搏84次/min,心律齐,呼吸运动两侧对称。叩诊清音,呼吸音正常,无干湿性啰音。

目前,患者存在的主要护理问题有:①气体交换受损,与肺栓塞有关。②知识缺乏,患者不知晓疾病相关知识。③疼痛,与肺栓塞有关。④潜在并发症为猝死和出血。猝死与血栓脱落导致严重栓塞有关,出血与使用抗凝药物有关。

护士长:

责任护士小王对患者病情汇报得很详细,从病情发展来看,该患者突然出现胸闷症状,可能的原因有哪些?

护师小熊:

（1）可能是没有吸入氧气或血氧饱和度监测有误,可调整吸氧情况及氧饱和度的监测位置。若经调整后,氧饱和度仍低,则可以排除这种可能。

（2）患者肺功能差。该患者除高血压外无其他基础疾病,所以这种可能也可排除。

（3）可能是发生了肺栓塞。

护士长:

好。护师小熊把引起胸闷症状的可能性及原因分析得很全面,那么该患者为什么使用了呋塞米后血氧饱和度有所上升?

护师小李：

呋塞米的药理作用主要有：①增加水、钠、氯、钾、钙、镁、磷等的排泄；②抑制前列腺素分解酶的活性，升高前列腺素 E2 水平，从而扩张血管；③扩张肺部容量静脉，降低肺毛细血管通透性，加上其具体利尿作用，可使回心血量减少，降低左心室舒张末期压力。另外，其还可降低肺毛细血管通透性。因此，该患者使用呋塞米后血氧饱和度有所上升。

护士长：

第二天该患者氧饱和度再次降低，这是因为什么？

护师小朱：

该患者发生了肺栓塞。

护士长：

谁能讲讲引起肺栓塞的因素有哪些？

护士小张：

（1）术中出血及术后常规禁食，导致患者血液呈高凝状态。肿瘤细胞可直接活化凝血系统，促进血栓形成，或通过与机体细胞相互作用而产生或表达促凝因子；肿瘤细胞也可直接侵犯血管或通过分泌血管穿透性因子而损伤内皮细胞，使血液处于高凝状态。此外，肿瘤患者大部分时间卧床休息，自主活动减少，也增加了血栓形成的风险。

（2）静脉栓塞的发生与卧床有直接关系。术后患者因导管多不能活动，静脉血流驱动力降低，血流速度减慢，导致下肢血管血栓形成。静脉血栓脱落可能与静脉内压急剧升高或静脉血流突然增多有关，如用力大便、突然离床活动等。活动期血栓性静脉炎的血栓比较松软，易脱落，脱落的血栓迅速通过大静脉、右心到达肺动脉，导致患者发生肺栓塞。

另外，关于引起肺栓塞的因素总结起来主要还有以下几点：①血液状态。血液处于高凝状态是肺栓塞形成的重要因素。下肢静脉栓塞的原因是静脉血流缓慢、血液高凝状态及静脉内膜的损伤。②心肺疾病。③长时间下肢静脉输液。胸科手术患者开胸后需要半坐卧位，术后补液量大，通过下肢长期补液，极易造成下肢活动受限，影响下肢血液循环，使静脉回流受阻，血流淤滞，导致活化的凝血因子在局部聚集不能被循环血流稀释，网状内皮系统对凝血因子清除作用受到限制，易发生血栓。④并发症。术前患者有高血压或术后疼痛引起应激性血压升高，可导致血液黏稠度增加；或患者患有高血脂、糖尿病等，易引起血管壁退行性改变，血液黏稠度增加，血小板与白细胞黏附性增加，血流缓慢，从而诱发下肢静脉栓塞。⑤肥胖及输血。由于肥胖患者血脂水平高,血液黏稠度大,再加之术后活动减少,因此肥胖患者极易发生下肢静脉栓塞。另外,由于患者输入的是库存血,存放时间较长,血液中颗粒、细胞碎片较多,促进了血栓形成。⑥血栓性静脉炎和深静脉栓塞。约70%～95%的肺血栓来源于深静脉血栓,当静脉内压力急剧升高或静脉血流突然增多时(如长期卧床后突然活动、用力过度等),血栓极易脱落。

护士长:

引起肺血栓栓塞症的原因有许多,该患者发生肺栓塞的原因有什么?

护师小俞:

本例患者发生肺栓塞的原因有高龄、血液高凝状态、静脉回流缓慢、血管内皮损伤、手术、恶性肿瘤。

护士长:

大家觉得该患者临床表现与肺栓塞是否一致?此外,肺栓塞还有什么临床表现?

主管护师小方:

该患者的主要临床表现是不明原因的呼吸困难、胸痛、咳嗽。

肺栓塞除了以上的表现外,还可以表现为晕厥、烦躁不安、惊恐,甚至咯血、濒死感。当呼吸困难、胸痛、咯血同时出现时,称为"肺栓塞三联征"。

【护士长:】

此外,肺栓塞还会有哪些临床表现?

【主管护师小邵:】

肺栓塞临床可表现为以下系统体征。

（1）呼吸系统体征:呼吸急促（>20次/min）、发绀、肺部哮鸣音和（或）细湿啰音、胸膜摩擦音、喘息。

（2）循环系统体征:心动过速（>100次/min）,血压变化,颈静脉充盈或异常搏动,肺动脉第二心音亢进、第三心音、右室抬举。

（3）下肢静脉炎或栓塞的体征:有栓塞的一侧肢体肿胀,局部压痛及皮温升高。

【护士长:】

为什么患者要检查双下肢B超?

护师小陈:

（1）79％肺栓塞患者有腿部深静脉血栓形成的证据。

（2）50％近端深静脉血栓形成患者可能发生肺栓塞。

护士长:

该患者的护理特点是什么?

护师小俞:

（1）急性期:患者要绝对卧床休息,同时避免下肢过度屈曲。一般在充分抗凝的前提下,卧床时间为2～3周。保持大便通畅,避免用力排便,以防下肢血管压力突然升高,导致血栓再次脱落形成新的危及生命的栓塞。

（2）恢复期:预防下肢血栓形成,患者仍需卧床休息,下肢需进行适当的活动或被动关节活动。穿抗栓袜或气压袜,不在腿下放置垫子或枕头,以免加重下肢循环功能障碍。

（3）病情观察:早期发现PE并及时诊治是提高肺栓塞患者抢救成功率的关键。病情观察应贯穿于肺栓塞治疗和护理的全过程,密切的观察和护理不仅可以收集患者病情信息,还可以及时发现患者的突发病情,准确发现疑似、确诊病例,以快速采取有针对性的治疗和护理措施,有效提升治疗和护理的效果,提高高危人群和患者的生存率。

（4）一般护理：鼓励患者进食低脂、含丰富膳食纤维的饮食。肺栓塞患者应严密监测心电图、血压和血氧饱和度的变化，备齐抢救药品和器材。对有呼吸困难的患者，应立即给予吸氧，保持呼吸道通畅，确保氧疗效果，提高血氧浓度，改善缺血心肌的氧供。另外，还应及时止痛、降血压、镇静。

（5）保持大便通畅：用力排便时，易使已形成的栓子在未溶解前脱落，造成肺栓塞。因此，术后应指导患者进食高蛋白、高维生素、高膳食纤维、易消化的软食。

（6）用药护理：抗凝药物可阻断凝血因子，抑制血栓表面血小板聚集，减少5-羟色胺的释放，防止血栓增大及新血栓的形成。胸部肿瘤患者开胸术围手术期必须高度注意水、电解质及酸碱平衡，根据病情需要给予抗凝治疗，这对预防血栓形成至关重要。

（7）出血的观察和预防：溶栓治疗最常见的并发症是出血，出血最常发生于血管穿刺部位，为了减少穿刺次数，溶栓前可给予留置静脉套管，尽量避免侵入性操作，一旦发现出血倾向，及时报告医生给予处理。

（8）抗凝治疗的护理：抗凝治疗现多用低分子量肝素，腹部皮下注射，其优点为不需要监测血流动力学。在肝素治疗疗程的最后4～5天加用口服华法林，使活化部分凝血酶时间（activated partial thromboplastin time, APTT）延长到正常的1.5～2.5倍，INR为2.0～2.5，一般疗程为3～6个月。

（9）饮食护理：鼓励患者术前多饮水，多进食营养丰富的高汤，术前3～4h内适当进行静脉补液。术后，在充分补液的同时，鼓励患者尽早饮水、进食营养丰富的高汤，避免脱水和血液浓缩，以达到稀释血液、增加血流速度的目的；嘱患者进食低脂、高维生素、高膳食纤维的新鲜蔬菜、水果等可降低血液黏稠度的食物，保持大便通畅；对有便秘的患者酌情使用缓泻剂或轻泻药等，避免因用力排便造成腹压增高，影响静脉回流，导致血栓脱落。

护士长：

为什么当患者INR为3.86时，要使用维生素K_1？

护士小王：

华法林引起的出血可采用维生素K_1治疗。

护师小杨：

正常肝脏在合成凝血因子Ⅱ、Ⅶ、Ⅸ、Ⅹ等的过程中，需要维生素K参与。因此，以上凝血因子又称为维生素K依赖凝血因子。华法林抗凝机制是与维生素K竞争羧化酶，使凝血因子Ⅱ、Ⅶ、Ⅸ、Ⅹ合成过程中的谷氨酸羧基化受抑制，这些依赖维生素K的凝血因子无法活化，仅停留在前体阶段（有抗原，无活性），从而达到较好的抗凝效果。

护士长：

患者使用抗凝药物时，应注意什么？

护士小马：

（1）服用抗凝药时根据 APTT 调整剂量，药物连用 5～10d。

（2）使用低分子肝素钠 1～3d 后，加服华法林 3～5mg，每日一次。按照 INR 及凝血酶原时间（prothrombin time，PT）的测定结果调整华法林用量，使 PT 较正常值延长 1.5～2.5 倍，口服华法林抗凝治疗 3～6 个月。并发肺动脉高压和肺心病者，华法林疗程应延长至 12 个月或终生服药。

（3）要保证所需华法林抗凝剂量的准确性，又要保证药物质量，更要保证每日按时服药，以免漏服。

（4）注意华法林的不良反应，华法林的不良反应包括出血、血栓、药物过敏等。

护士长：

服用华法林过程中要特别注意什么？

护师小朱：

华法林服药护理可总结为"三宜两注意"。

（1）宜规律服药。患者需每天同一时间服药（最好睡前服用，此时可减少或避免与其他药物同时服用而相互影响药效）。如忘记服药，4小时以内请当时补服，超过4小时请勿补服，第二天正常用药，勿服用2倍剂量。

（2）宜定期检查。华法林服用剂量因人而异，需根据凝血功能指标调整药物剂量，服药期间必须监测PT和INR，治疗目标为将INR控制在2.0～3.0。未达标之前需每周监测1～2次，平稳后改为每1～2周1次，而后每月1次，检查间隔一般不能超过3个月。

（3）宜饮食规律。华法林的作用机理是通过拮抗维生素K来发挥抗凝作用。各种食物中维生素K含量不同，富含维生素K的蔬菜，如菠菜、芦笋、绿花椰菜和莴苣等都可能增强华法林的抗凝作用。因此，饮食改变会影响华法林的效果，应尽量保持饮食均衡，不偏食或特意禁食某种食物，不盲目改变饮食结构或添加营养品。

（4）注意药物间相互作用，特别是需要应用抗生素时。调整治疗药物时，需告知医师正在服用华法林，注意药物间相互作用，并监测INR，必要时调整华法林剂量。

（5）注意出血等不良反应。华法林最大的不良反应就是出血，服药期间应注意观察有无皮肤黏膜出血、结膜出血、牙龈出血、鼻出血及黑便、血尿等情况。患者如发生少量出血或瘀斑时，不必过于紧张，可在检查INR后，在医生指导下调整华法林药物剂量或停用,必要时可使用维生素K。一般情况下,出血停止后仍可使用华法林。如出现严重和长期头痛、胃痛或背痛、呕血、腹部膨胀、小便时尿中带血、严重的眼睛出血等情况,则提示可能发生严重出血。

护士长:

如何做好该患者的出院指导?

护士小张:

嘱患者根据病情每2周门诊复查1次PT。嘱患者出院后,保持良好的心理状态,改变不良行为和不健康的生活方式等。嘱患者戒烟、忌酒,合理饮食,保持大便通畅,适当锻炼。嘱患者避免长时间坐卧以及交叉腿的坐姿,正确使用弹力袜,遵医嘱坚持服药,定期复查等。

感谢您的配合,祝您早日康复。

(邵琴燕)

参考文献

[1]丁莉萍.90例肺血栓栓塞患者的护理[J].中华护理杂志,2013,48(12):1128-1129.

[2]黄秀芹,董环,单秀云,等.预见性护理联合优质护理在肺栓塞或有肺栓塞高危因素患者中应用的效果评价[J].中国实用护理杂志,2012,28(18):38-40.

[3]黄秀英,余辉,辛明珠.肺癌患者手术后肺栓塞的原因分析及护理[J].中国实用护理杂志,2011,27(z2):69.

[4]黄智勇.华法林抗凝作用的影响因素研究进展[J].医学综述,2011,17(3):449-451.

[5]吴丹.肺动脉栓塞不良事件的影响因素及护理对策分析[J]中国医药指南,2015,13(30):3-4.

[6]王秋静.306例瓣膜置换术后患者华法林抗凝护理[J].实用药物与临床,2014,17(8):1607-1609.

[7]王正斌.肺栓塞概述[J].中国社区医师(医学专业),2011,13(35):3.

[8]赵国明.肺栓塞的治疗方法有哪些[J].中华养生保健,2013,(3):11-13.

案例五　肠梗阻

【查房内容】肠梗阻患者应用肠梗阻导管治疗的护理
【查房形式】三级查房
【查房地点】病房、示教室

护士长：

肠梗阻是外科常见的急腹症之一，病情往往多变，发展迅速，若处理不当常危及患者生命。本科收治的肠梗阻患者大部分经非手术治疗可以康复出院，经鼻肠梗阻导管作为非手术治疗方式越来越多地被应用到临床中。下面我们对1例肠梗阻病例进行护理查房，通过此次查房，希望大家能够巩固肠梗阻相关知识，掌握经鼻肠梗阻导管的护理要点，解决我们平时护理当中的一些疑问，改进不足之处，提高我们的业务水平。

章女士，您好，我是护士长，今天我们就您的病情进行一次护理查房，目的是提高我们的护理质量，加强护患之间的沟通，同时您也可以从中了解自己疾病的一些注意事项，现在打扰您一下，需要您的配合，您看可以吗？

患者章女士：

可以，需要怎么做，我会配合的。

护士长：

下面请责任护士小管先来汇报一下病情。

责任护士小管：

章女士，68 岁，退休，因"腹痛、腹胀，肛门停止排气、排便3 天"，门诊拟"肠梗阻、胃癌术后"于 5 月 24 日收住入院。入院时：体温 37.7℃，心率 80 次/min，呼吸频率 18 次/min，血压133/68mmHg。腹部体检：全腹紧张，有压痛，无反跳痛，腹部正中有一长约 15cm 的手术瘢痕。既往史：2017 年 4 月在本院行"胃癌根治术"，术后行化疗一次，否认其他病史。辅助检查：本院门诊全腹 CT 示胃癌术后改变，部分肠管积液明显伴液平，部分肠管增厚水肿。入院后予二级护理，禁食，胃肠减压，清洁灌肠，左氧氟沙星注射液抗感染治疗，补液，生长抑素针制酸治疗，完善各项检查治疗。当天下午 17：45 在胃镜下置入肠梗阻导管 1 根，留置 80cm 予胃肠减压。

患者入院后第二天，腹部胀痛 NRS 评分为 1 分，呈间歇性，灌肠后肛门排便现象存在，肠梗阻导管一根留置 150cm，胃肠减压吸出褐色液体约 150mL，无恶心、呕吐不适。白细

胞计数 $4.0×10^9$/L，红细胞计数 $3.33×10^{12}$/L，血红蛋白 99g/L，血小板计数 $175×10^9$/L。X线片示：肠梗阻导管置入后，部分肠管内见造影剂影，上腹部见数个短小气液平面，相应肠道内见少量积气，对比CT定位片情况好转。

目前的主要护理问题：①舒适的改变。与肠道梗阻引起的疼痛和导管置入引起不适有关。②体液不足。与禁食、胃肠减压有关。③潜在并发症。非计划性拔管、感染、肠坏死。

护士长：

好，现在大家已经了解该患者的基本病情，那么先来回顾一下肠梗阻的相关知识。

护士小刘：

任何原因引起的肠内容物不能正常、顺利通过肠道，称为肠梗阻。肠梗阻是外科常见的急腹症之一，表现为腹痛、腹胀、呕吐、排便及排气停止等。

肠梗阻按发病原因可分为机械性肠梗阻、动力性肠梗阻和血运性肠梗阻三大类。

（1）机械性肠梗阻：是指各种原因引起的肠腔狭窄，使肠内容物通过障碍，其发病原因有以下几点：①肠腔阻塞，如寄生虫、粪块、异物等阻塞肠腔；②肠管受压，如粘连带压迫、肠管扭转、嵌顿疝或者肿瘤压迫；③肠壁病变，如先天性肠管闭锁、炎症性狭窄、肿瘤等。

（2）动力性肠梗阻：是指由于神经反射或毒素刺激引起肠壁肌功能紊乱，使肠蠕动丧失或肠管痉挛，导致肠内容物不能正常运行，但无器质性肠腔狭窄。动力性肠梗阻又可分为麻痹性肠梗阻和痉挛性肠梗阻两种。

（3）血运性肠梗阻：是指由于肠系膜血管血栓形成，使肠管血运障碍，继而引发肠麻痹，使肠内容物不能正常运行。

临床上通常也把肠内容物通过障碍但无肠管血运障碍的肠梗阻称作单纯性肠梗阻，将肠内容物通过障碍同时伴血运障碍的肠梗阻称为绞窄性肠梗阻。

肠梗阻按梗阻部位分为高位肠梗阻（如空肠上段梗阻）和低位肠梗阻（如回肠末段、结肠梗阻）。

肠梗阻按肠腔通畅程度分为完全性肠梗阻、不完全性肠梗阻。

按发病缓急分类，肠梗阻分为急性肠梗阻、慢性肠梗阻。

若一段肠袢两端完全阻塞，如肠扭转，则称为闭袢性肠梗阻。

小肠梗阻中80％以上为机械性梗阻，其中又有85％以上为粘连性梗阻。大肠梗阻基本上属于机械性梗阻，其中85％以上为大肠癌梗阻。

护士长：

讲得很全面,各种类型的肠梗阻在一定条件下是可以互相转化的。肠梗阻进展快速,在治疗上我们有哪些要点?

护师小孙：

肠梗阻的治疗原则是纠正肠梗阻引起的全身生理紊乱,解除梗阻。

一、基础治疗

（1）胃肠减压:胃肠减压是治疗肠梗阻的重要方法之一。通过胃肠减压,吸出胃肠道内的气体和液体,可以减轻腹胀,降低肠腔内压力,减少肠腔内的细菌和毒素,改善肠壁血液循环,有利于改善局部症状和全身情况。

（2）纠正水、电解质紊乱和酸碱失衡:不论采用手术治疗或非手术治疗,纠正水、电解质紊乱和酸碱失衡都是治疗肠梗阻的重要措施。最常用的是静脉输注葡萄糖、等渗盐水;如梗阻已存在数日,还需补钾,这对高位小肠梗阻以及呕吐频繁的肠梗阻患者尤为重要。总的输液量和种类需根据患者病情决定。对于单纯性肠梗阻患者,特别是早期肠梗阻患者,上述紊乱较易纠正;对于单纯性肠梗阻晚期和绞窄性肠梗阻患者,尚须输注血浆、全血或血浆替代用品,以补偿丧失至肠腔或腹腔内的血浆和血液。

（3）防治感染和毒血症：应用抗生素对防治细菌感染，从而减少毒素的产生有一定作用。一般单纯性肠梗阻可不应用抗生素，但单纯性肠梗阻晚期患者，特别是绞窄性肠梗阻以及手术治疗的患者，应该使用。

此外，还可应用镇静剂、解痉剂等进行一般对症治疗，止痛剂的应用则遵循急腹症的治疗原则。

二、解除梗阻

解除肠梗阻的方法可分手术治疗和非手术治疗两大类。

（1）手术治疗：适用于各种类型的绞窄性肠梗阻，肿瘤和先天性肠道畸形引起的肠梗阻，以及非手术治疗无效的肠梗阻。由于急性肠梗阻患者的全身情况常较严重，所以手术的原则和目的是，在最短时间内手术，手术中以最短的时间、最简单的方法解除梗阻和恢复肠腔的通畅。

（2）非手术治疗：非手术治疗是肠梗阻患者首选用的治疗方法，也是手术前必不可少的治疗方法。部分单纯性肠梗阻患者，通常可采用此法使症状完全解除而免于手术。

护士长：

根据章女士的病情，医生首先采取了非手术治疗，那么为什么选用肠梗阻导管减压，而不是普通的胃管减压呢？

护师小李：

肠梗阻导管是日本医科大学齐藤昊先生命名的,在国外被称为"long intestinal tube"或"long tube"。肠梗阻导管现在已经成为保守性疗法中积极改善和解除肠梗阻不可缺少的导管,分为经鼻肠梗阻导管和经肛肠梗阻导管,章女士所用的就是经鼻肠梗阻导管。传统胃管减压仅限于对胃内容物进行吸引,只能吸引胃内积存液体和胃液,而对小肠内的减压作用甚微,往往导致肠梗阻保守治疗时间延长或失败。肠梗阻导管直接置入小肠内,能快速清除肠内容物,对肠腔中空气、异常发酵产生的气体以及积存的因通过障碍亢进分泌的胃液和肠液直接进行吸引,能较快地减轻梗阻症状,直至解除梗阻。胃肠减压是治疗小肠梗阻的重要措施,而胃肠减压深度直接影响引流效果和患者腹胀的改善程度。

护士长：

普通胃管的长度不到1m,但肠梗阻导管长度为3m,到达的位置更深,能直接作用于梗阻部位,发挥减压、吸引功能,肠梗阻导管的工作原理是怎么样的?

护师小李：

肠梗阻导管通常是在X线透视下或胃镜下,经鼻、胃、十二指肠水平部,减压管前端的水囊在肠蠕动挤压下带动导管下移,利用重力和肠蠕动,导管可快速到达梗阻部位的近端,直接进行减压吸引,定位准确、抽吸彻底,有效阻断了肠内压增高、肠壁血运障碍、渗出增多等肠梗阻的病理生理过程。在水囊下移过程中,也可直接扩张狭窄变形的梗阻部位,解除局部粘连性梗阻,到达回肠末端,实现全小肠减压。

护士小何:

肠梗阻患者都可以使用经鼻肠梗阻导管治疗肠梗阻吗?

护师小李:

并不是,也要根据患者病情或具体情况决定是否能使用经鼻肠梗阻导管。

(1)适应证:①急性小肠梗阻。②术后粘连性肠梗阻。③行经鼻肠梗阻导管直接减压诊断、治疗。④针对术后容易引起粘连性肠梗阻的病例,可在外科手术中作为肠排列管,防止术后复发。⑤晚期肿瘤性肠梗阻的患者应用肠梗阻导管可以进行小肠减压、肠内营养、药物灌注治疗等。

(2)禁忌证:①一般而言,肠梗阻导管需要患者自身肠道运动带动导管下行,因此肠蠕动减慢或消失为相对禁忌证。②血管栓塞等血行性障碍是肠梗阻导管的绝对禁忌证。绞窄性肠梗阻也不推荐应用肠梗阻导管,应进行早期手术。

老师,肠梗阻导管有那么多接口,要怎么区分?

护师小王：

请大家上前仔细看,经鼻肠梗阻导管总共有四个连接口,分别是水囊注水阀、补气口、后气囊阀及吸引管接口。

（1）水囊注水阀:给前水囊注入蒸馏水,也可使用注射用水、纯净水。禁止用生理盐水、葡萄糖、造影剂、矿泉水等其他有结晶可能的液体。

注意:水囊内液体每周更换一次;注水、抽水时注射器要旋转半圈,防止阀门关闭不良。建议注水量为10～15mL,管前端标注英文"F.BALL",最大容量为30mL。

（2）补气口:加快引流速度,防止肠壁损伤,禁止对此处使用生理盐水及其他有结晶可能的液体。因这些液体可能堵塞导管,造成减压吸引效率降低或无法引流,管前端标注英文"VENT"。

（3）后气囊阀:当需要打造影剂时,从后气囊注入空气,防止造影剂反流导致图像不清。

注意:造影后需将气囊排空。建议注气量为30～40mL,管前端标注英文"B.BALL",最大容量为60mL。

（4）吸引管接口：导管置入完毕，由此处通过负压吸引器引流，这个接口口径最大，容易辨认，是我们进行胃肠减压及药物、营养灌注的唯一通路。

大家一定要分清楚各个接口的用途。

护士长：

肠梗阻导管置入后，我们需要腹部平片来确认导管是否处于正确的位置。当肠梗阻导管已成功置入后，接下来我们该如何进一步的护理？

护士小王：

一、置管后观察护理项目

导管通过幽门后，到达肠梗阻部位通常需要 1～2d 的时间，在这期间要注意以下几点。

（1）置管后要注意观察患者病情变化，注意观察腹痛、腹胀的程度、性状及部位变化，观察疼痛有无减轻。

（2）要多次观察导管进入体内的长度，一般 4h 记录1次。

（3）观察腹围缩小的程度，每天测量腹围（平脐水平腹部的周径），以置管前为 100％，置管后腹围与之对比。

（4）观察并记录减压导管的液体出入量，并判断导管有无堵塞，入的液体指每天冲洗导管的液体，为了防止堵管，需要医生每日冲洗。注意:引流量=引出量-冲洗量。

(5)临床医生要动态监测患者腹部X线平片,及时了解导管位置及病情变化。

二、置管后饮食管理

在肠梗阻期间,患者需要禁食,予全肠外营养,动态监测血生化,防止水电解质失衡。在患者腹痛、腹胀症状明显缓解后,可进食少量流质并逐渐加量(少食多餐),此时为带管进食,待进少量半流质后患者无腹痛、腹胀不适,且腹部平片或造影示肠道正常后予拔管,恢复全肠内营养。

三、置管后的导管冲洗

导管的内腔可能受肠管内容物或造影剂的影响,比较容易堵塞。导管留置过程中需注意确认导管内腔的状态,如果发生堵塞,用微温水洗净内腔。排液流出不畅时,可使用适量的生理盐水、蒸馏水或普通水冲洗,以明确导管是否被堵塞。

据浙江省肿瘤医院的护士报道,经引流管接口注入中药或营养液前后分别用50mL温开水冲洗,注入完毕后关闭负压引流,1~2h后开通可以保持导管的通畅。负压吸引间歇期间,每4~6小时可以给予液体石蜡、橄榄油、香油等润滑肠道。

四、负压吸引方法

负压吸引方法与胃管吸引方法基本相同。在导管因肠道蠕动被带往梗阻部位期间,可使用吸引器或手动进行间歇吸引或者持续低压吸引。要适时确认导管是否处于开通状态。肠梗阻导管因肠道蠕动运动向肠管远端深入,要注意导管的固定方法,等下会详细讲解。吸引期间,记录冲洗量和吸引量,计算引流量。据日本九田守人报道,采用吸引4min、休止4min的间歇性吸引方法更有效。

低压持续吸引时适当的吸引压力为−2450〜−980Pa（−25〜−10cmH$_2$O）。目前,医院一次性负压引流器压力多大于1600Pa,完全满足压力要求。

护士小王:

肠梗阻导管有3m长,而且长度在变化中,我们该如何固定?

护师小李:

经鼻肠梗阻导管置入后,我们首先得保证导管的安全,避免非计划性拔管,而且肠梗阻导管价钱高、置入过程相对复杂,所以更要引起我们重视。由于经鼻肠梗阻导管的特殊性,它的固定方法与我们普通胃管有很大的区别,首先我们需告知患者导管的重要性,让患者心理上接受这根肠梗阻导管,行动上配合我们。

目前,普遍采用鼻翼处导管固定方法。①导管的前端没有到达梗阻部位方法一：留置导管后，在鼻腔外预留10～20cm的松缓弯曲长度，将导管固定在脸颊部，导管随肠蠕动向深处前行，当面颊部松缓弯曲消失时，再次做10～20cm的松缓弯曲，将导管重新固定，按照导管松缓弯曲消失的过程保持导管前行。当松缓长度增大时，考虑可能是患者的身体活动造成的脱出，要缩短松缓长度重新固定。②导管前端没有到达目的部位方法二：针对用方法一但导管容易滑落脱出的患者，或由于肠逆蠕动等导致的导管自然滑脱的情况，按照方法二进行固定：事先在胃中保留20～30cm的松缓余量，每经过几小时将导管向鼻内插入20～30cm。在这种情况下，需隔一段时间通过腹部透视照片，观察胃内导管的松缓程度。③导管前端未到达目的部位时方法三：收缩前端水囊，在不松缓导管的情况下，与胃管相同固定在鼻附近。此时因为导管比胃管硬，不要采用吊住鼻翼的方法固定，因这样固定可能会造成压迫坏死而形成鼻翼褥疮；正确的固定方法是在鼻翼外侧稍向下的地方固定导管，使导管不压迫鼻翼。进行下一步吸引时，可考虑肠管的粗细充起气囊继续进行。注意：不收缩水囊会导致小肠机能化短缩，进而发生肠重叠。由于摩擦鼻腔会产生痛苦，可在导管的松缓弯曲部涂抹利多卡因软膏，或鼻腔内滴液体石蜡，以减轻患者的痛苦。

章女士：

我有个问题,我现在肚子痛好多了,想起来活动活动,可以吗?

主管护师小管：

章女士,当然可以的,这个导管是凭借肠蠕动运动和重力作用运送到梗阻部位,肠管不蠕动则引流效果不佳,这也是我们护理及宣教过程中的要点。所以章女士您不仅可以下床走动,而且要多下床走动,活动可促进肠蠕动。当然在活动前我们要检查导管是否已经妥善固定,及时倾倒一次性减压装置,嘱患者妥善安置减压装置,可以用手托着,也可以把一次性减压器固定在衣服上,这样就可以安全下床。为了肠梗阻导管顺利达到梗阻部位,置管后还可经鼻滴入或口服液体石蜡,有利于导管达到,并通过梗阻部位。同时根据医嘱应用生长抑素联合治疗,生长抑素可通过抑制消化液的分泌,降低肠腔内气体、液体的聚集能力,促进肠蠕动,维持肠道血液循环,最大限度地保护肠壁黏膜屏障的完整性,降低其通透性,使毒素吸收减弱,最终降低肠道炎性反应。其他还有腹部热敷法、灌肠直肠导管排气、适当使用肠蠕动动力药物、高压氧气疗法(在2.5~3.5个大气压的高压氧气环境下60~90min,可压缩肠管内气体,改善循环动态,引起脱氮作用使肠梗阻得以改善)等促进肠道蠕动方法。

护士小刘：

肠梗阻导管放置久了会有哪些并发症？

护师小李：

（1）鼻咽部不适或疼痛症状：置管时动作轻柔、置管后滴液体石蜡、适当雾化吸入、适当调整导管位置可减轻这些症状。

（2）吸入性肺炎：是最严重的并发症之一，头抬高，予制酸、护胃、营养支持、口腔护理是其处理方法。

（3）导管意外（滑脱、堵塞、断裂、气囊破裂脱出）：置管前检查导管有无破损，前囊注水不超过30mL，拔管时先可口服液体石蜡，不可强行拔管。向患者及其家属宣教导管安全防护知识，注意保护导管，不可自行拔除或自行插入导管。导管的内腔可能会由于肠管内容物或造影剂形成堵塞，留置过程中请注意确认内腔的状态，如果发生堵塞，用微温水洗净内腔。排液流出不好时，可注入适量的生理盐水、蒸馏水或普通水进行冲洗，以确认导管是否被堵塞。

（4）肠出血、穿孔、坏死：为罕见却严重的并发症，注意观察引流液及腹部症状、体征，气囊注水不超过30mL是预防上述并发症发生的重要措施。

护士长：

肠梗阻导管虽然减压效果好，但也有可能达不到预期目的，遇到这种情况时，可以一直留置导管吗？

护师小吴：

减压时间应根据梗阻程度而决定。日本的减压时间相对较长，永田澈等在《肠梗阻的保守治疗》中推荐，使用肠梗阻导管留置期间最长为20d，平均为2周左右。根据其他研究报告，国内大多提倡3d至1周为留置导管的界限期间，尤其对全身状态不良，有高度压痛、腹痛症状，怀疑为腹膜炎的患者。

如果导管无法前行，肠管的扩张没有得到改善，肠梗阻导管插入后4～5d排液量＞500mL者，需通过CT再次确认，绞窄呈像或腹水量增加或肠壁肥厚呈像恶化时，应不失时机地采取紧急手术。若经过1周，患者症状没有得到改善，要考虑进行手术。若有改善倾向，可再观察留置导管1周，以确定是否可避免手术。

章女士：

哦，那我现在肚子痛已经好多了，管子也进去很多了，应该不用手术了！

护士长：

章女士，从目前情况来看，治疗效果不错，但我们也不能急，还需要仔细观察您的情况，希望通过大家的共同努力，您能早日康复，您有什么问题或有什么不舒服请及时告知我们。

章女士：

好的，谢谢你们！

护士长：

通过本次查房，我们主要学习了肠梗阻的相关知识，重点学习了经鼻肠梗阻导管在治疗肠梗阻过程中我们应当掌握的护理要点、注意事项，希望此次查房能使大家更加巩固关于肠梗阻的相关知识，全面掌握应用经鼻肠梗阻导管的护理要点。

责任护士小管：

章女士，今天我们查房到这里结束了，非常感谢您的合作，希望今天的查房也能给您带来一些帮助。您好好休息，我会再来看您的。

（孙　星）

参考文献

[1]陈文珏.生长抑素联合肠梗阻导管治疗粘连性肠梗阻20例临床观察[J].中国民族民间医药,2014(16):102-104.

[2]曹伟新、李乐之.外科护理学[M].北京:人民卫生出版社,2012.

[3]董江楠,蔡晓燕,乔德林,等.经鼻插入型肠梗阻导管治疗粘连性小肠梗阻的临床应用[J].介入放射学杂志,2015,24(5):430-433.

[4]付红荣.经鼻型肠梗阻导管在腹部术后早期粘连性肠梗阻胃肠减压治疗中的应用[J].医学信息,2015,28(z3):382.

[5]李科.分析生长抑素联合肠梗阻导管治疗粘连性肠梗阻的临床疗效[J].大家健康(下旬版),2017,11(2):102.

[6]李发海.肠梗阻导管治疗粘连性肠梗阻的临床疗效观察[J].大家健康(上旬版),2016,10(3):97-98.

[7]李小晶.探讨肠梗阻患者的临床护理效果[J].中国保健营养,2017,27(2):242.

[8]孙肖姬,黄静芳,将晓娟,等.粘连性肠梗阻患者应用肠梗阻导管的护理[J].解放军护理杂志,2014,31(19):44-45.

［9］万丽,陈玉梅.督导式护理干预在肠梗阻导管治疗肠梗阻中临床应用效果研究[J].山西医药杂志,2017,46(6):714-716.

［10］王仙斌,崔凌志,张曼旭.经鼻型肠梗阻导管与生长抑素用于术后早期炎性肠梗阻效果观察[J].中国继续医学教育,2017,9(5):149-150.

案例六 胃 癌

【查房内容】胃癌术后胃肠营养管的护理
【查房形式】三级查房
【查房地点】病房

护士长：

根据世界卫生组织的统计、2012年中国肿瘤登记年报数据显示,2009年胃癌位居我国恶性肿瘤发病率第二位,死亡率第三位。我国胃癌发患者数和死亡人数均占全球胃癌发病总人数和死亡总人数的一半左右。胃癌是我科主要疾病之一,手术比例极高,术后护理极其重要。胃癌的发生是一个复杂的、多因素导致的进行性发展的过程,其确切病因不十分明确,主要与哪些因素有关？病理分期和分型有哪些？

护士小罗：

胃癌的发生与如下因素有关。

（1）饮食因素:长期酗酒,食用腌制、熏制食物。

（2）环境因素:地质、水质中含有有害物质,或从事某些特殊职业。

（3）幽门螺杆菌感染。

（4）遗传因素：有胃癌或食管癌家族史。

（5）癌前病变：如慢性萎缩性胃炎、胃息肉、残胃炎、少数胃溃疡等。

（6）免疫因素：长期心理状态不佳、免疫功能低下。

护士小毛：

胃癌的病理分期和分型如下。

一、按大体形态分类

（1）早期胃癌：指癌组织局限于胃黏膜和黏膜下层的胃癌，其按肉眼形态又可分为隆起型、平坦型和凹陷型胃癌3种类型。

（2）进展期胃癌：中晚期胃癌统称为进展期胃癌，是指癌组织浸润深度已超越黏膜下层的胃癌，其按照Borrmann分类法又可分为结节型、局限溃疡型、浸润溃疡型和弥漫浸润型胃癌4类。

二、组织病理学分类

按组织病理学分类，胃癌可分为腺癌、腺鳞癌、鳞癌、类癌等，绝大多数胃癌患者是胃腺癌。按组织结构不同，腺癌还可分为乳头状癌、管状腺癌、低分化腺癌、黏液腺癌和印戒细胞癌。按细胞分化程度不同，胃癌可分为高分化、中分化、低分化3种。按组织起源可分为肠型和胃型(弥漫型)。

三、按发病部位分类

按发病部位分类,胃癌可分为胃底贲门癌、胃体癌、胃窦癌等,不同部位的胃癌的手术术式各有不同。

护士长:

胃癌术后有哪些常见的并发症需要我们注意观察的?

护士小毛:

胃癌术后的常见并发症有出血、感染、十二指肠残端破裂、胃肠吻合口破裂或瘘、胃排空障碍、吻合口梗阻、倾倒综合征、碱性反流性食管炎。

护士长:

回顾了上面的内容,现在请责任护士汇报一下患者病史。

责任护士小王:

莫先生,52岁。既往体健,无过敏史及手术史,因"反复上腹部胀闷不适3月"就诊,胃镜病理示:胃窦黏膜低分化腺癌,为进一步治疗,门诊拟"胃癌"收住入院。入院后,完善入院各项宣教及术前各项检查,于2018年12月3日在全麻下行胃癌根治术,术后诊断为胃癌。术后带回胃肠减压管1根,胃肠营养管1根,腹腔引流管2根,右颈内静脉置管1根,PCA持续止痛,留置导尿管通畅。术后予全麻后护理,跌倒评分为4分,压疮评分为18分,自理能力评定为重度依赖,腹部切口疼痛NRS评分为3分,DVT评分为15分,营养评分为3分,做好基层护理及专科护理,密切观察患者病情变化。术后第三天,肛门排气,停留置导尿管;术后第四天,予0.9%生理盐水250mL胃肠营养管内滴入;术后第五天,予瑞能200mL胃肠营养管内滴入;术后第七天,停胃肠减压管,予流质;术后第八天,予瑞能400mL胃肠营养管内滴入;现术后第九天,患者精神一般,情绪稳定,呼吸平稳,心率19次/min,生命体征平稳,腹部切口隐痛,NRS评分为1分,跌倒评分为3分,压疮评分为20分,自理能力评分为中等依赖,DVT评分为14分;腹部切口敷料清洁干燥,2根腹腔引流管无明显液体引流出,无明显恶心、呕吐、腹胀等不适。

护士长:

小毛的病史汇报中提到了胃癌根治术。那么,什么是根治术呢?

护士小毛:

手术治疗是胃癌首选的治疗方法,对中晚期胃癌患者可辅以化疗、放疗、免疫治疗等方法提高疗效。胃癌手术包括根治性手术和姑息性手术。根治性手术是指切除包括肿瘤和可能受浸润的胃壁在内的部分或全胃,并按临床分期清除胃周围淋巴结,重建消化道。姑息性手术则包括姑息性胃切除术、胃肠吻合术、空肠造口术等。

护士长:

您好,今天我们来进行一次教学查房,让我们的小护士们对您的胃肠营养管有进一步的了解,以提高他们以后的护理质量,希望您能配合。

患者莫先生:

好的,我一定配合你们!

护士长:

谁能介绍一下,胃癌术后胃肠减压的目的是什么?

主管护师小余:

胃肠减压是将胃肠道内积气和液体吸出,这有利于观察患者术后的出血情况,还可以降低胃肠道压力,改善胃肠壁血液循环,有利于炎症的局限,促进伤口愈合和胃肠道功能恢复,预防吻合口瘘的发生。

护士长：

胃肠减压对于胃癌术后的患者是非常重要的。那么，术后我们该如何护理呢？

护士小毛：

（1）固定：妥善固定导管，防止导管滑脱及上下移动。

（2）保持通畅：保持胃管通畅，避免引流管受压、扭曲。

（3）注意观察：观察引流液的颜色、性质和量，每天准确记录总量。术后24h内，胃管可引流出少量血液或咖啡样液体100～300mL。若有较多鲜血，应警惕是否有吻合口出血，需及时与医师联系并处理。

护士长：

胃癌术后早期肠内营养的意义是什么？

主管护师小蔡：

早期肠内营养有助于维持肠黏膜结构与功能的完整性，减少肠道内毒素吸收及细菌移位，纠正肠黏膜缺血，增加内脏血流，抑制应激因子的分泌，降低肠黏膜代谢反应。同时，肠内营养进入肠腔后，可刺激肠黏膜有关细胞分泌激素，参与肠道适应性变化，促进胃肠道蠕动与胆囊收缩，恢复肠道功能。

护士长：

莫先生，您在静滴营养液的时候，有没有出现营养液不滴或速度减慢的现象？

患者莫先生：

没有，这个机器工作的时候，基本不会发出报警的声音。

护士长：

那我们的护士大概多久过来帮你冲一下这根胃肠营养管呀？

患者莫先生：

一般早上输液的时候打上，到吃午饭的时候后会帮我冲1次，下午也会来冲1次。

护士长：

胃肠营养管由于管路细长，营养液浓度高以及药物与营养液反应产生凝块，之前常常出现堵管的现象，这不但给原本的护理工作增加了工作量，又由于管路堵塞导致需要重置胃肠营养管，增加了患者的痛苦和经济负担。小王，你现在是怎么护理胃肠营养管的呢？

责任护士小王：

胃肠营养管实行三冲洗：喂药前后，喂流质前后，每4小时冲洗1次。

（1）速度不能过快、过慢：一般速度为100～120mL/h。

（2）温度不能过低：40℃左右，恒温加热。

（3）浓度不能过高：营养液的浓度排序为瑞素＜瑞能＜瑞代，三者均为整蛋白型含膳食纤维配方，具有大分子聚合物的肠内营养制剂，因其含有膳食纤维且分子量大，所以黏稠度高。

（4）床头高度应大于30°。

实习生护士小应：

王老师，你提到每4小时冲洗1次胃肠营养管，有什么缘由吗？

责任护士小王：

是的，为什么要每4小时冲洗1次呢？有人专门做过研究，每4小时冲管频率较每24小时、每12小时、每8小时冲管1次的频率能有效减少营养管堵塞。冲管频率越高，营养管堵塞的发生率越低。而每1小时、每2小时、每3小时冲管1

次的频率,会大大增加护理工作量,且效率上与每4小时冲管1次接近。在我们普外科,胃肠营养管基本上属于高危导管,我们需要每4小时对其进行评估,现在每4小时冲管1次的频率既可以减少护理工作量,又可提高护理效率。

实习生护士小裴:

护士长,我发现我们科室基本上都用营养泵给患者输注营养液,但是之前实习的科室就像输液一样靠重力输注,两者有什么区别吗?

主管护师小胡:

之前我们也是使用重力式输注,但是重力式滴速不稳定,经常会堵管,增加了护理工作量。胃癌患者术后,应用营养泵及加温器经营养管持续泵入恒温的营养液与重力滴入营养液相比,前者可减少胃肠道并发症、营养管堵管及血糖代谢紊乱的发生率,具备一定的可行性。使用肠内营养输注泵输注营养液,可模仿胃的蠕动节律,间断向肠内输送营养液。同时,肠内营养泵在恒温下稳定、匀速地输入稳定浓度的营养液,亦可明显减少鼻空肠营养管堵塞的概率。

护士小任:

在冲洗胃肠营养管时,我们为什么使用脉冲式而不选择正压式呢？因为脉冲式冲管更容易使液体在管腔内形成漩涡，有利于冲净导管内的营养液，防止营养液或药物微粒沉积在管腔内。

主管护师小余：

在两种药物灌入间隔期，用40～42℃温开水20mL冲洗营养管。开始和结束输注营养液时，都需要用20mL温开水脉冲式冲管。营养液输入过程中，每4小时用20mL温开水脉冲式冲管。在输注过程中，有任何原因停止输注营养液时，都需要用20mL温开水脉冲式冲管后再结束输注。发现患者的营养液滴速偏慢时，也应立即予脉冲式冲管。脉冲式冲管更容易使液体在管腔内形成漩涡，有利于冲净管内的营养液，防止营养液或药物微粒沉积在管腔内。使用40～42℃温开水冲管可使液体中的分子热运动增强，分子间黏滞作用减弱，同时也促进分子运动，从而降低液体黏度，减少营养液中的成分在管腔内壁的沉积量。

护士小任：

胃肠营养管材料为医用级聚氨酯、全骨显影、尖端和管道内腔有C-19水活性润滑剂，导管尖端为子弹头设计，防止出液口堵塞，插管时浸泡导管，往内腔注水，激活管端及管腔内的润滑剂。其能承受的最大压力为80psi，经外周穿刺中心静脉导管(peripherally inserted central catheters , PICC)承受的压力为25psi.因此我们无须担心我们用20mL注射器是否会把胃肠营养管给冲破。

护士长:

导管堵塞的风险因营养液的成分和黏稠度不同而不同,含膳食纤维的营养液制剂容易堵管,配好的营养液输注时间不应超过8h,配制时间过久的食物可能变质凝固,容易导致堵管。Pierre Adelin Rucart 等建议聚氨酯材料的鼻空肠营养管留置最长时间不超过4周,硅胶管材质的鼻空肠营养管留置最长不超过6周。

实习护士小蔡:

患者术后留置了胃管,胃管同样可以给予肠内营养,为什么不选其一,而是两者都选择?

护士小任:

患者胃大部分切除后,胃容量减少,普通胃管因为胃排空不良、导管移位、体位不当等,容易发生胃潴留,易出现胃内容物返流,导致窒息及肺部感染;而且胃管管腔粗,材质没有胃肠营养管软,患者耐受程度差。而留置胃肠营养管的患者食物反流、堵管的发生率明显减少,肺部感染大大降低。

在病情需要及经济条件允许下,留置空肠营养管较有利于患者。

护士长:

您现在开始在吃流质吗?

患者莫先生:

是的。米汤、果汁、蛋羹。

护士长:

小蔡,你知道莫先生的饮食应该遵循什么原则吗?

实习护士小蔡:

从流质到半流质,再到软食,少量多餐,忌辛辣刺激性食物,避免过酸过甜的食物。

护士长:

是的,还要避免食用过酸过甜的食物。

患者切除了胃窦部,保留了近端有壁细胞存在的部分胃,其可分泌胃酸,这部分胃与含有碱性液的空肠吻合,失去了酸碱梯度,如果食物含有过多的酸,会刺激吻合口,导致炎症发生。

患者莫先生：

那我下次饿的时候是不是应该吃点什么呢？

护士长：

可以吃含碱性的面条、小米粥、苏打饼干。

患者莫先生：

哦，知道了，我可喜欢甜食了，那为什么不能吃甜的呢？

责任护士小王：

因为过甜的食物是高渗食物，可引起胃肠、心血管及神经系统反应，如腹胀，恶心呕吐、腹痛、腹泻、心慌、眩晕、乏力、出汗、面色苍白、四肢湿冷，甚至会导致血压下降。

护士长：

那是什么原因呢？

责任护士小王：

主要是因为胃的排空失控，促使胃内的食物很快排入肠腔。肠腔突然膨胀，牵拉肠系膜神经，引起血管活性物质的释放，导致肠蠕动增快和血管扩张，从而引起腹腔神经丛的刺激反应。高渗食物进入肠腔,使大量细胞外液被吸入肠腔,导致血容量一过性下降。

护士长:

这样就很好理解倾倒综合征了吧,那远期倾倒综合征是什么原因呢?

责任护士小王:

由于过甜或偏甜的食物进入胃肠道刺激胰腺,激发了胰岛素的过量释放,当2~3h以后,血糖慢慢下降,但是胰腺还在不断地分泌过量的胰岛素,继续消化葡萄糖,从而导致低血糖的发生。

护士长:

小毛,对于上面说的原因,那你说说,应该如何预防。

护士小毛:

少量多餐,不吃过甜、太咸等刺激性食物,饭后不宜散步,餐后最好平卧20~30min。

护士长:

通过本次的查房,对于我科常见的疾病——胃癌,有了更深一步的了解,通过提问及个别护士的回答,温习了胃癌术后的管道护理及术后并发症,主要讲解了我们科室常见的管理——胃肠营养管的护理,加深了大家对其的印象。在之后的护理过程中,希望大家能更好地进行管道维护,更好地进行健康宣教,帮助他们尽快恢复健康。再次谢谢患者的配合。

患者莫先生:

不用谢,今天学到了很多东西,谢谢护士长和各位护士。

护士长:

希望您早日康复出院。

(胡静娜)

参考文献

[1]刘艳,陈黎明,卞丽芳.鼻空肠营养管堵管原因及护理对策的相关研究进展[J].全科护理,2015,13(12):1072-1073.

[2]梁桂珍,朱刚,廖珊,等.冲管方式在肠内营养管饲中预防堵管的研究[J].肠外与肠内营养,2013,20(3):154-156.

[3]梁桂珍,朱刚.冲管频率对喂养管堵塞的影响[J].现代医院,2016,16(3):398-399,402.

[4]彭苹,周佳,唐艳平.重型颅脑损伤患者应用输注泵肠内营养并发症的观察[J].护理学报,2006,13(8):15-16.

[5]孙淑君,李冬梅,苏昇,等.2例空肠营养管堵塞原因分析及护理对策[J].实用临床医药杂志,2007,3(4):45-46.

[6]赵辉,王晓坤,田惠.胃癌术后肠内营养持续泵入与重力滴入两种方法并发症的观察[J].吉林医学,2014,35(28):6359-6360.

案例七　胰腺癌胰十二指肠切除术后胰瘘

【查房内容】胰腺癌胰十二指肠切除术后胰瘘的护理
【查房形式】三级查房
【查房地点】病房、示教室

护士长：

胰腺癌是一种恶性程度很高,诊断和治疗都很困难的消化道恶性肿瘤,约90％为起源于腺管上皮的导管腺癌。近年来,胰腺癌发病率和死亡率明显上升,5年生存率＜1％,是预后最差的恶性肿瘤之一。胰腺癌的早期确诊率不高,手术死亡率较高,而治愈率很低。因为家属要求对患者本人隐瞒病情,患者对自己的病情不是完全了解,所以我们进病房时,不要明确提及病情,看完患者后回示教室讨论。

护士长：

黄先生,精神还可以,现在感觉怎么样? 有什么不舒服的地方吗?

患者黄先生：

谢谢护士长的关心，现在比起刚动完手术时候好太多了，就是管道比较多，不怎么方便，其他基本上也没有什么特别不舒服的地方。

护士长：

好的，现在恢复得挺不错的，疾病恢复是一个比较慢的过程，不要心急。真是太感谢您了，祝您早日康复。

护士长：

现在请责任护士小顾汇报一下患者病情。

责任护士小顾：

黄先生，男，70岁。因"腰背酸胀4天，皮肤、尿色发黄3天"，拟"梗阻性黄疸"，于2015年7月20日入院。个人史：吸烟40余年，1包/d。专科体检：皮肤巩膜黄染，腹平软，无压痛及反跳痛，肝脾肋下未及，未及包块。辅助检查：上腹部CT平扫＋增强示，胰头钩突部多发囊性占位，考虑胰腺导管内乳头状黏液瘤（分支型）。血大生化结果示：总胆红素68.0μmol/L，直接胆红素53.6μmol/L，谷丙转氨酶189IU/L，碱性磷酸酶414IU/L。入院后，完善相关检查，包括血常规、生化、血凝、输血前全套、心电图、上腹部CT、磁共振胰胆导管造影等,测FBG＋PBG*3,控制血糖。7月28日,在全麻下行"胰十二指肠切除术",术后诊断:"1.胰腺钩突导管内乳头状黏液瘤。2.梗阻性黄疸。3.高血压病。4.糖尿病。5.强直性脊柱炎。"术后带回胃管1根,空肠营养管1根,封闭中,胆肠吻合口引流管1根,胰肠吻合口前引流管1根,胰肠吻合口后引流管1根,颈穿导管1根,尿管1根,一路PCA。医嘱予一级护理、禁食、吸氧、心电监护、每2小时测血压和脉搏、每4小时测血糖,予抗炎、护胃、护肝、营养对症治疗,并予生长抑素3mg 4mL/h微泵注射。7月29日医嘱予雾化吸入预防肺部感染。8月1日,患者肛门已排气,改二级护理,停吸氧、心电监护,0.9％生理盐水250mL空肠营养管滴入,未诉不适。8月2日,停胃肠减压,停生长抑素针,5％葡萄糖氯化钠500mL空肠营养管滴入,未诉不适。8月7日,停空肠营养管。2015年8月12日,拆线。14:00,体温39.1℃,予吲哚美辛0.05g肛塞,立即,复测体温39.3℃,物理降温后复测体温39.3℃,予地塞米松5mg静脉注射,立即,复测体温为39.2℃,予冰袋物理降温后,复测体温为38.5℃,18:00,测体温37.4℃。8月13日,CT平扫示:胰十二指肠术后改变,术区肠管管壁水肿,局部少许脓腔形成可能。8月14日,在B超引导下行腹腔穿刺置管,带回腹腔引流管1根。8月16日,胰肠吻合口前引流管有胰液样液体引出,量约80mL/d,每天予甲硝唑100mL腹腔引流管冲洗。8月20日,腹腔引流管引流出淡黄色浑浊液体,胰肠吻合口前引流管无明显液体引流出。8月21日,腹腔引流管引流通畅,引流出少许淡黄色浑浊液体。

护士长:

胰腺癌的临床表现有哪些?

实习生小徐:

胰腺癌的临床表现如下。①腹痛:是胰腺癌的主要症状。②黄疸:是胰腺癌的重要症状,特别是胰头癌的重要症状。③消化道症状:最多见的为食欲不振,其次为恶心呕吐,可有腹泻或便秘,甚至黑便,腹泻常为脂肪泻。④消瘦乏力。⑤腹部包块。⑥症状性糖尿病。⑦血栓性静脉炎。⑧精神症状。⑨腹水等。

护士长:

胰十二指肠切除术已成为治疗胰头部及壶腹周围区域良恶性疾病的标准术式。但胰十二指肠切除术被认为是腹部外科最大的手术,为什么呢?

主管护师小何:

胰十二指肠切除术是一种复杂且创伤很大的腹部手术,

手术中破坏了消化道的连续性,切除范围包括部分胰腺、胆管下端、部分胃及空肠上端,并且需行胆总管、胰管、胃与空肠的吻合。尽管随着外科技术的提高以及围手术期治疗手段的不断成熟,目前报道该术式围手术期死亡率已降到2%以下,但手术的并发症发生率仍高达30%~65%。

护士长:

胰十二指肠切除术后会出现哪些并发症?

护士小周:

并发症有腹腔内出血、消化道出血、胰瘘、胆瘘、胃肠吻合口瘘、腹腔内感染、急性肾衰竭、肝功能衰竭和胃潴留等。

护士长:

该患者出现的最主要的并发症是什么?

护士小陈:

胰瘘。

实习生小张:

老师,什么是胰瘘?

护士小陈：

胰瘘是指胰腺管破裂后,胰液经非生理途径外流。胰腺手术后,胰瘘的发生率为8%～25%,多发生在胰十二指肠切除术后。胰瘘是胰十二指肠切除术后最为常见、后果最为严重,同时也是处理最为棘手的并发症,其危害性在于被胆汁、肠液激活的胰酶漏入腹腔后,腐蚀周围的组织和器官,可引起难以控制的腹腔内感染,最终导致肝、肾功能衰竭。当胰液腐蚀腹腔内大血管时,可引起失血性休克,其发生率约为10%,病死率高达50%。

护士长：

为什么会发生胰瘘？

护师小胡：

胰瘘的发生与胰腺本身因素、手术因素以及围手术期患者的基本状态有关。黄疸时间愈长,肝功能损害愈重。有学者认为,术前重度黄疸患者应应用维生素K,改善凝血功能。体内内毒素的吸收可引起肝脏及全身多器官病理生理损害,容易导致胰瘘发生。胰十二指肠切除术后复合营养状态等级与胰瘘的发生相关;术前和术后低蛋白血症亦是导致伤口感染、腹腔感染以及术后胰瘘及死亡的危险因素。术前黄疸时间＞8周,发生胰瘘的风险增加1倍;体质量下降,发生胰瘘的风险增加3倍左右。胰腺质地、胰管直径、胰腺残端游离长度是发生胰瘘的危险因素,而消化道重建方式与胰瘘发生无关。但有文献报道,捆绑式胰肠吻合术后胰瘘的发生率显著低于传统的胰空肠吻合术的胰瘘发生率。腹腔引流管延迟拔出也增加了胰瘘的发生风险。

主管护师小何:

也有研究表明,男性、BMI＞25、双层胰肠吻合、血糖≤6.0mmol/L、胰腺质软是胰瘘发生的相关危险因素。男性是胰瘘发生的独立危险因素,男性发生胰瘘的风险是女性的1.5倍。BMI＞25的患者发生胰瘘的风险是BMI≤25患者的1.136倍。胰腺质地硬者术后发生胰瘘的可能性小于胰腺质地正常和质软者。血糖＞6.0mmoL/L的患者和≤6.0mmol/L者胰十二指肠切除术后胰瘘的发生率有差异,后者胰瘘发生率高于前者,差异有统计学意义($P＜0.05$)。血糖≤6.0mmol/L的患者胰瘘发生率较高的原因可能与血糖正常患者中胰腺软所占比例高有关。

护士长:

医生如何判断患者发生了胰瘘?

护士小徐：

患者出现畏寒、发热、腹痛、腹胀等表现，腹腔引流管引流出乳白色液体，引流液淀粉酶含量明显增高则可能已发生胰瘘。

主管护师小诸：

2010年的《胰腺术后外科常见并发症的预防及治疗的专家共识》中，胰瘘的定义是术后3天，每日的吻合口或胰腺残端液体引流量超过10mL，引流液中淀粉酶浓度高于正常血浆淀粉酶浓度上限3倍以上，时间连续3d以上，或存在临床症状（如发热等），超声或CT等影像学检查发现吻合口周围液体积聚，积液穿刺证实液体中淀粉酶浓度高于正常血浆淀粉酶浓度上限3倍以上。

胰瘘又分为A、B、C三级，各有如下表现。

A级：患者无症状，腹腔无感染迹象，引流液中淀粉酶升高，CT或超声检查结果未见异常，术后1～3周内，腹腔引流管均已拔除。

B级：患者一般状况欠佳，可有发热、腹痛的表现，CT或超声检查胰周可见积液征象，腹腔出现感染迹象，但一般无脓毒血症；如发生腹腔引流不畅，则需要重置或者调整引流管；患者通常会推迟出院，甚至出院后需再次入院治疗。

C 级：患者病情危重，一般状况差，需要全肠外营养或肠内营养，CT 或超声检查证实胰瘘，多数患者需要再次手术，可并发脓毒症、多器官功能衰竭，甚至危及生命。

护士长：

发生胰瘘后，该如何进行治疗？

护士小韩：

胰瘘的治疗包括非手术治疗和手术治疗，大部分胰瘘经过非手术治疗后可自行闭合，只有少数患者需要选择手术治疗。研究表明，对大多数胰瘘患者来说，经非手术治疗能够取得满意的效果，治愈率可高达90％以上。

护师小陈：

我补充一点，非手术治疗的具体措施有：①保持充分有效的引流，定期冲洗引流管，这是治疗胰瘘的一个重要方法，必要时应进行负压引流。②禁食和持续胃肠减压，保持水、电解质平衡。③使用生长抑素等药物抑制胰腺外分泌功能。④给予胃肠外或肠内营养支持。⑤防治感染，合理使用抗生素。⑥局部皮肤护理。

护士长：

胰瘘发生前和发生后有哪些护理措施呢？

护士小余：

（1）一般护理：密切观察患者的生命体征，注意有无腹痛、腹胀及腹膜刺激征表现。定期检测血淀粉酶和引流液淀粉酶，以便及时发现胰瘘。

（2）引流管护理：准确记录每根引流管的引流量，观察引流液的性状，如引流管引流出混浊乳白色的液体，说明可能有发生胰瘘的可能，应立即报告医师。

护师小周：

（1）心理护理：主动与患者多沟通，减轻患者心理负担，积极听取患者的倾诉，及时给予心理支持。

（2）引流管护理：胰瘘发生的原因之一是术后早期肠道功能未恢复，胰液、胆汁、肠液在肠袢内淤滞，引起肠腔内压力及吻合口张力增高，胰酶前体被碱性液体（主要为胆汁）激活后，导致吻合口消化腐蚀。因此发生胰瘘时，应保持引流管通畅，准确记录冲洗量和引流量，注意保证冲洗量与引流量的平衡。当冲洗量大于引流量时，则考虑引流效果不佳，存在腹腔积液的可能，可给予持续负压吸引，避免因腹腔积液存留,引起继发感染。

（3）局部皮肤护理:胰液外溢可导致患者出现皮疹、瘙痒、疼痛、皮肤糜烂或继发感染等,加重患者痛苦,常使患者难以入睡,因此要注意保持引流管周围皮肤清洁、干燥,换药时可外涂氧化锌软膏保护皮肤。

主管护师小何:

营养支持的护理:①胰瘘发生后,应严禁进食,予以胃肠减压,保证胃管通畅,并进行有效的负压吸引,使胰腺处于"休息状态",从而减少胰液的分泌。②全肠外营养支持可以减少消化液分泌,并为瘘管愈合提供营养支持。定时监测血糖和尿糖,防止高血糖、低血糖昏迷发生,当患者胃肠功能恢复,无腹胀表现时,可根据患者情况给予高热量、高蛋白、维生素丰富的胃肠内营养。

护士长:

怎样胰瘘算愈合,可以拔管了?

护士小徐:

胰液外漏停止,症状消失,引流液淀粉酶恢复正常,血、尿淀粉酶正常,查腹部B超或CT评价局部无明显积液后可拔管。

护士长：

胰瘘痊愈时间比较长，患者需带管出院，对带管出院患者的宣教有哪些？

护师小钱：

（1）注意休息，避免劳累、情绪激动及紧张。

（2）有腹痛腹胀、发热时应及时就诊。

（3）保持引流管固定、通畅，观察引流液的颜色、量、性状。

（4）注意保持引流管口周围皮肤清洁干燥，经常用生理盐水或温水擦净周围污物，涂氧化锌软膏保护局部皮肤。

（5）饮食宜清淡易消化，控制盐、糖摄入，注意血压、血糖的变化。

（6）定期门诊复查，如有不适，及时就诊。

（诸葛丹）

······················· **参考文献** ·······················

[1]陈继业，冯健，王宪强，等.胰十二指肠切除术后胰瘘危险因素分析[J].中国现代普通外科进展，2015，18（3）：

192-195.

[2]窦科峰,季茹.胰腺术后胰瘘的相关进展[J].国际外科学杂志,2009,36(9):580-582.

[3]胡丙洋,冷建军,万涛,等.511例胰十二指肠切除术患者胰瘘危险因素分析[J].中华肝胆外科杂志,2015,21(6):337-381.

[4]周新红,黄明,胡明道,等.胰十二指肠切除术后胰瘘发生的相关因素分析[J].中华消化外科杂志,2012,11(4):335-338.

[5]赵风蛾,黄燕,王见红.ＴＰＮ的临床应用及护理体会[J].山东医药,2003,43(30):68.

[6]郑永波,齐生伟,徐振辕,等.胰十二指肠切除术后胰瘘预防的研究进展[J].白求恩军医学院学报,2007,5(2):95-96.

案例八　前列腺增生

【查房内容】前列腺增生的药物治疗、手术治疗和护理
【查房形式】三级查房
【查房地点】病房

护士长：

良性前列腺增生（benign prostatic hyperplasia，BPH）是引起中老年男性排尿障碍的最为常见的一种良性疾病。组织学表现主要为前列腺间质和腺体成分的增生；解剖学表现主要为前列腺增大；尿动力学表现主要为膀胱出口梗阻；临床症状以下尿路症状为主。

责任护士小陈：

史先生，您好，我们就您的病情进行护理查房，目的是让大家学习关于您病情的相关知识，您也可以从中了解有关自己疾病的注意事项。现在要打扰您一下，有可能需要您的配合，您看可以吗？

患者史先生：

可以的，我会配合你们工作的。

护士长：

真是太感谢你了，那么首先请责任护士来汇报患者的病史。

责任护士：

史先生，71岁，退休。患者3年前在无明显诱因下出现尿频、尿急，尤其夜间为甚，约3～5次/夜，伴有排尿迟缓，射程缩短，排尿无力，分叉，尿后滴沥不成线，无肉眼血尿，无排尿疼痛，3年来，上述症状反复发生，于当地医院就诊，予非那雄胺片（保列治）、盐酸坦索罗辛缓释胶囊（哈乐）等对症治疗后稍缓解，前列腺彩超示："前列腺增生伴结石，残余尿51mL"，为求进一步治疗，拟"前列腺增生"收住入院。有焦虑症10余年，服用马来酸氟沙明片、艾司唑仑片。肛门指检：前列腺Ⅱ度肿大，中央沟浅，质地中等，未及明显结节，无压痛，直肠指检未及明显肿块，退出时指套未染血。入院前一系列化验检查未见明显异常。1月22日，患者排尿困难，医嘱予留置导尿。1月23日上午，行经尿道前列腺钬激光剜除术。术后带回留置导尿接膀胱持续冲洗1根，膀胱持续冲洗

液体色清,术后患者病情平稳。现存在的主要护理问题有:
①排尿方式改变。②导尿管相关尿路感染。③有感染风
险。④有出血风险。⑤术后自理能力缺失。

护士长:

　　责任护士汇报了该患者的病情,我们科像史先生一样的
病例也很多,现在我问下你们,前列腺增生的临床症状有
哪些?

护士小陈:

　　前列腺增生的临床症状包括储尿期症状、排尿期症状以
及排尿后症状。储尿期症状包括尿频、尿急、尿失禁以及夜
尿增多等;排尿期症状包括排尿踌躇、排尿困难以及间断排
尿等;排尿后症状包括排尿不尽、尿后滴沥等。其他症状:前
列腺增生合并感染时,亦可有尿频、尿急、尿痛等膀胱炎症
状。前列腺增生患者因局部充血,也可以发生无痛血尿,晚
期可出现肾积水和肾功能不全征象。

护士长:

　　小陈刚刚把临床症状回答得很详细,但是要诊断前列腺
增生,临床上主要有哪些检查呢?

主管护士小朱:

（1）尿常规：可以确定有下尿路症状患者是否伴有血尿、蛋白尿、脓尿及尿糖阳性等。

（2）血清前列腺特异抗原（prostate specific antigen, PSA）：血清PSA不是前列腺增生的特异性指标，前列腺癌、BPH、前列腺炎都可能使血清PSA升高。另外，泌尿系统感染、前列腺穿刺、急性尿潴留、留置导尿、直肠指检及前列腺按摩等也可以影响血清PSA。血清PSA水平作为一项危险因素可以预测BPH的临床进展，从而指导治疗方法的选择。

（3）前列腺超声检查：超声检查可以了解前列腺的形态、大小、有无异常回声、突入膀胱的程度以及残余尿量。经直肠超声还可以精确测定前列腺体积。经腹部超声检查可以了解膀胱壁的改变以及有无结石或占位性病变。

（4）尿流率检查：尿流率检查有两项主要指标，包括最大尿流率和平均尿流率，其中最大尿流率更为重要。但是最大尿流率下降不能区分是梗阻还是逼尿肌收缩力减低导致的，因此，必要时需行尿动力学等检查。最大尿流率存在个体差异且具有容量依赖性。因此，尿量在150～200mL时进行此检查较为准确，重复检查可增加可靠性。

（5）尿动力学检查：对膀胱出口梗阻的原因有疑问或需要对膀胱功能进行评估时，建议行此项检查。前列腺增生患者拟行手术及微创治疗前,如出现以下情况,亦建议行尿动力学检查:①尿量＜150mL。②年龄为50～80岁。③残余尿＞300mL。④怀疑有神经系统病变或糖尿病所致神经源性膀胱。⑤双侧肾积水。⑥既往有骨盆或尿道的手术史。

（6）尿道膀胱镜检查:前列腺增生患者怀疑合并尿道狭窄、膀胱内占位性病变时,建议行此项检查。通过尿道膀胱镜检查可了解以下情况:①前列腺增大所致的尿道或膀胱颈梗阻的特点。②膀胱颈后唇抬高所致的梗阻。③膀胱小梁及憩室的形成。④膀胱结石。⑤残余尿量测定。⑥膀胱肿瘤。⑦尿道狭窄的部位和程度。

（7）上尿路超声检查:此检查可以了解肾、输尿管有无扩张、积水、结石或占位病变。尿常规分析异常、大量残余尿、肾功能不全或有泌尿系统疾病史的患者推荐行该检查。

护士长:

这些都是我们临床常用的诊断前列腺增生的检查,那我们检查完后确定是前列腺增生,患者需要保守治疗时,临床上有哪些治疗方式?

主管护师小王：

一、观察等待

观察等待是一种非药物、非手术的治疗措施,包括患者教育、生活方式指导、定期监测等。

（1）患者教育:向接受观察等待的患者提供前列腺增生的相关知识,包括下尿路症状,特别应该让患者了解观察等待的效果和预后。

（2）生活方式的指导:①改变生活嗜好:避免或减少咖啡因、乙醇、辛辣食物的摄入。乙醇和咖啡因具有利尿和刺激作用,可以引起尿量增多、尿频、尿急等症状。②合理的液体摄入:适当限制饮水可以缓解尿频症状,注意液体摄入时间,如夜间和出席公共社交场合前限水,但每日水的摄入量不应少于1500mL。③优化排尿习惯:伴有尿不尽症状的患者可以采用放松排尿、二次排尿和尿后尿道挤压等。④精神放松训练:伴有尿急症状的患者可以采用分散尿意,把注意力从排尿的欲望中转移开,如挤捏阴茎、呼吸训练和会阴加压等。⑤膀胱训练:伴有尿频症状的患者可以鼓励其适当憋尿,以增加膀胱容量和排尿间歇时间。⑥加强生活护理:对肢体和智力有缺陷的患者提供必要的生活辅助。⑦伴有便秘者应同时治疗便秘。

（3）合并用药的指导:前列腺增生的患者因为合并其他

全身性疾病而同时使用多种药物的,应了解和评价患者合并用药的情况。避免应用充血性药物和抗组胺药物,前者可以使前列腺充血,增加尿道阻力,后者可以阻滞乙酰胆碱的活性,使膀胱逼尿肌松弛,收缩力减弱,增加排尿困难。除此之外,还有一些精神病类药物、平喘类药物和胃肠解痉止痛类药物等,也会引起患者排尿困难。

（4）定期监测:定期监测是接受观察等待前列腺增生患者的重要临床过程。观察等待开始后第六个月进行第一次监测,以后每年进行一次。监测内容为初始评估各项内容,其中前列腺体积和血清PSA可以预测前列腺增生患者的症状、尿流率、急性尿潴留和手术介入的自然病程。

二、药物治疗

常用的治疗药物有α受体阻滞剂及5a还原酶抑制剂。

护士长:

刚才我们护士汇报病史时说到,患者发生排尿困难后予留置导尿,那我们临床上是怎样处理前列腺增生患者的尿潴留的呢?

护士小陈:

尿潴留一般分为急性尿潴留和慢性尿潴留。

（1）急性尿潴留:前列腺增生患者发生急性尿潴留时,

应及时引流尿液。首选置入导尿管,置入失败者可行耻骨上膀胱造瘘。一般留置导尿管3～7d,如同时服用α受体阻滞剂3～7d,可提高拔管成功率。拔管成功者,可继续接受前列腺增生药物治疗。拔管后再次发生尿潴留者,应择期进行外科治疗。

（2）慢性尿潴留:前列腺增生患者长期膀胱出口梗阻、慢性尿潴留可导致输尿管扩张、肾积水及肾功能损害。如肾功能正常,可行手术治疗;如出现肾功能不全,应先引流膀胱尿液,待肾功能恢复到正常或接近正常,病情平稳,全身状况明显改善后再择期手术。

护士长:

回答得很好,那么前列腺增生的患者手术治疗的适应证有哪些呢?

护师小郑:

①反复尿潴留(至少在1次拔管后不能排尿或发生2次尿潴留)。②反复血尿,药物治疗无效。③反复发生泌尿系统感染。④膀胱结石。⑤继发性上尿路积水(伴或不伴肾功能损害)。

护士长：

那史先生这次做了手术，我们围手术期有哪些护理要点呢？

主管护师小陈：

一、术前护理

（1）术前准备：前列腺增生有年轻化的趋势，但我国还是以老年患者为主，术前要充分了解患者的心、肺、肝、肾功能状况，评估患者能否耐受手术或者麻醉。还要进行尿流率测定、尿动力学检查，排除是否存在非前列腺增生引起的排尿困难。留取中段尿进行培养，发现有尿路感染的患者，术前要进行抗感染治疗。有糖尿病的患者需将血糖稳定于较低水平后再行手术。对于长期服用抗凝药物的患者，至少要停药一周以上才能进行手术。

（2）心理护理：经尿道前列腺剜除术的麻醉一般选用腰硬联合麻醉或者硬膜外麻醉。患者常顾虑手术的安全性及费用等问题，因而紧张、焦虑、恐惧的心理问题突出。护理人员应有针对性地为患者实施心理护理。向患者及其家属讲解经尿道前列腺钬激光剜除术的优点：如不需开腹、术中损伤小、出血少、安全、无疼痛等。请成功的病例现身说法，增强患者和家属的自信心，消除恐惧、紧张心理，积极配合治疗。交代术前注意事项,对较紧张者,手术前晚可给予镇静剂。

（3）营养支持:术前按病情给予高蛋白、高热量、高维生素半流食或流食,以提高患者对麻醉和手术的耐受力和应激能力。

（4）胃肠道准备:按常规腰硬联合麻醉或者硬膜外麻醉术前准备要求准备,术前12h禁食,8h禁饮。手术前晚和手术日清晨,应用软皂液灌肠的方法清空肠道。防止术后发生腹胀和排便困难。

（5）消除可导致腹内压增高的因素:指导患者深呼吸及有效咳嗽的方法。如有咳嗽、便秘、排尿困难等,均应给予相应的治疗。对吸烟者,应劝其戒烟。

二、术后护理

（1）术后常规护理:按腰硬联合麻醉或者硬膜外麻醉术后护理要求,常规予心电监护、吸氧,严密监测血压、心率、血氧饱和度及意识状态,注意是否出现烦躁、恶心、抽搐等,警惕是否有电切综合征（electrocuting syndrome,TUR）的发生。TUR通常在手术接近结束到术后几小时内出现。一般早期表现为烦躁,之后患者会出现神志恍惚、呼吸困难、头晕、恶心、呕吐、心动过缓等症状。所以在术后就应该严密观察患者的血压、脉搏和意识等的变化,特别对于手术时间较长、手术中出血较多、使用冲洗液较多的患者,要更加谨慎的观察。对于轻症患者,可以暂不处理并进一步观察,对于有症状者,要尽快检查血液生化,特别要关注钠离子浓度。

（2）三腔气囊尿管的观察与护理:要持续进行膀胱冲洗,确保引流通畅。患者术后回到病房,应及时妥善固定好膀胱冲洗装置,防止脱落、堵塞、扭曲和受压。应根据引流液的性质调节冲洗速度,出血多时做到全速冲洗,同时牵引、固定导尿管,以达到有效止血的目的。

（3）预防感染的护理:泌尿系统感染多数是逆行性感染导致的,常与手术中无菌操作不严格、术后留置导尿管时间较长和护理不到位有关。患者留置导尿管持续膀胱冲洗,易引起泌尿系统感染。术后除常规应用抗生素预防感染外,在更换膀胱冲洗液时,应严格执行无菌操作,尿道口及导尿管周围分泌物用聚维酮碘稀释液及时擦洗干净,每天2次,保持尿袋位置低于膀胱水平,以防止逆行感染。

（4）术后出血的处理:术后出血多在手术后4～8h内出现,对于出血较轻者,可先采取膀胱冲洗、控制血压、应用止血药物及适当牵引气囊导尿管等措施。护理中要密切观察患者的血压变化,以及冲洗液的颜色、性质和量。若膀胱清洗液的颜色为清亮或浅红色,说明止血效果良好;若冲洗液的颜色为鲜红色,说明有动脉出血;若清洗液的颜色为暗红色,说明有静脉或静脉窦出血。如患者出血量多,经3～5min大冲洗后,冲洗液的颜色仍不转清亮,患者膀胱区胀痛,血压下降,脉搏增快,应立即停止冲洗,加快输液、输血速率,并立即报告主管医生。

（5）康复指导:患者出院后应注意休息,多饮水,多吃蔬菜、水果,多食高纤维饮食。术后3个月内避免剧烈活动、久坐、持重物,禁烟酒、禁止性生活,防止前列腺窝过渡充血而引起继发性出血。指导患者注意观察自身的排尿情况,如发生尿线变细、排尿困难等症状,应及时就诊。

护士长:

患者术后应用了膀胱冲洗,那么膀胱冲洗有哪些注意事项呢?

护师小劳:

膀胱冲洗过程中应注意以下几点。

（1）前列腺摘除术后,翻身搬动患者时应注意动作不要太大,术后3h内冲洗速度要稍快些,使出血尽快被冲走,防止血液凝固,3h后改为慢冲。凝血块形成后,应经导尿管快速注入生理盐水 100～200mL,然后松动导尿管向上插入2cm,后旋转180度,使血块暂时离开导尿管口。如上述方法不佳,再用50mL注射器抽吸导尿管,反复几次即可吸出凝血块,使导尿管再通,如效果仍不满意,则及时请医师处理。

（2）冲洗过程中要注意观察患者的病情变化。冲洗前,检查导尿管是否通畅,有无滑脱,固定是否牢靠;检查引流管有无扭曲、折叠,冲洗液的温度是否适宜;冲洗过程中观察流速是否适宜。如出现腹胀,可嘱患者深呼吸放松腹肌,并降低冲洗液面的高度或减慢流速或暂停片刻,同时检查冲出液的颜色、量、浑浊度以及有无外渗现象,一般冲出液量不应少于冲入的液体量。要及时发现冲出液是否进入腹腔、腹壁会阴及阴囊皮下,造成腹壁阴囊明显水肿以及冲出液被大量吸收入血,导致循环血量急剧增加,造成急性心衰,甚至导致患者死亡。当患者出现脉速、面色苍白、出冷汗、剧烈腹痛等,应立即停止冲洗,通知医生,及时给予处理。特别是,当发现患者有明显下肢肿胀、明显肛门下坠感,甚至血压下降,呈大出血造成的膀胱阻塞症状时,更要及时处理。

（3）行膀胱冲洗时要防止逆行感染。在留置导尿管第三、五、七天接受冲洗的患者与未冲洗患者发生泌尿道感染的差异有统计学意义。膀胱冲洗大大增加了尿道感染的发生风险。因此,如无引流梗阻,应尽量避免行膀胱冲洗。如有血凝块、黏膜碎片阻塞尿管时,则应更换尿管。多数学者主张,为了降低长期留置尿管患者发生尿路感染的风险,应采取如下措施。掌握无菌导尿术的正确操作和护理方法,操作时动作宜轻柔,选择粗细合适的导尿管,并妥善固定,保持尿液通畅自由流动。引流袋位置必须在膀胱水平以下,导尿管每周更换 1 次,引流袋可延长至 3～5d 更换 1 次,尿路感染和非尿路感染患者不能共居一室或床位相邻。在无感染和出血的情况下,膀胱冲洗次数为每周1次或2次,每天行2次尿道口护理,保持尿道口相对无菌,鼓励患者多饮水,保持每天尿量在1500mL以上。

护士长:

我们科有很多前列腺术后患者都会行膀胱冲洗,相当一部分患者在膀胱冲洗的时候会发生膀胱痉挛。这是什么原因导致的? 有哪些诱发因素? 我们该如何防治呢?

护师小杨:

膀胱痉挛是指膀胱平滑肌痉挛性收缩,在临床上主要以尿淋漓、暂时性闭尿和尿性腹痛为主要临床特征,无炎症变化。膀胱痉挛是膀胱前列腺手术后常见的并发症,临床上发生率为40%～100%,不但会给患者造成极大的痛苦,而且易引发继发性出血、尿管引流不畅、心脑血管疾病等。

一、膀胱痉挛的原因

(1) 膀胱痉挛的主要原因是膀胱逼尿肌不稳定的无抑制性收缩,这是膀胱反射亢进的表现。

(2) 局部刺激。膀胱前列腺手术后,由于手术创伤、留置导尿管刺激、气囊牵拉压迫及膀胱冲洗液的温度过低或速度过快等原因,均可导致膀胱痉挛。几乎所有的患者都会出现不同程度的膀胱痉挛,有的导致手术区出血增加,有的形成血块,阻塞导尿管、冲洗管,膀胱痉挛性疼痛的发生率进一步增加,给患者带来极大痛苦。膀胱痉挛和出血两者互为因果,形成恶性循环。

二、膀胱痉挛的诱发因素

(1) 精神因素:精神紧张是膀胱痉挛的重要诱因之一。患者对手术过分焦虑和过度紧张,会导致疼痛阈值降低,从而导致膀胱痉挛发生率明显增加,加重痉挛性疼痛症状。

(2) 出血:手术中止血不彻底或术后创面出血形成血块,阻塞导尿管、冲洗管,造成膀胱充盈并刺激膀胱收缩,亦可导致膀胱痉挛。而膀胱痉挛往往又会导致出血或出血后膀胱内残留有血凝块,这又可导致膀胱痉挛和出血进一步加重。

(3) 手术方式:手术方式对膀胱痉挛性疼痛具有重要的影响。手术方式不同,膀胱痉挛性疼痛发生率不同。开放性手术患者术后膀胱痉挛性疼痛的发生率高,而闭合性手术或微创手术患者术后痉挛性疼痛的发生率低。

(4) 导尿管刺激:手术后前列腺窝内留置导尿管的水囊持续牵引压迫,对膀胱三角区和后尿道创面造成刺激,诱发膀胱痉挛。膀胱痉挛性疼痛的发生风险常与导尿管的质地、导尿管囊腔注水量、牵拉力大小等相关。气囊压迫膀胱颈的压力越大,膀胱痉挛发生率越高。气囊内注水量越大,对膀胱颈及后尿道内压力越大,也易导致膀胱痉挛。

(5)膀胱冲洗的速度与冲洗液的温度:膀胱痉挛受很多因素影响,其中膀胱冲洗的速度和冲洗液的温度是重要因素。适宜的膀胱冲洗速度可以减少患者术后膀胱痉挛的发作次数,减少膀胱出血量。冲洗液滴速过快会频繁引起膀胱生理性收缩,导致痉挛性疼痛,过慢则不能及时将渗血冲洗出来,易形成凝血块而堵塞引流管。冲洗液的温度对膀胱痉挛性疼痛的发生亦有直接影响。冲洗液温度过低,可导致患者发冷,刺激膀胱平滑肌收缩引发膀胱痉挛;而温度过高可导致局部血管扩张,加重膀胱内出血。

(6)腹压增高:咳嗽、便秘等引起腹内压增高时,可诱发膀胱痉挛;术后大便干燥还可刺激前列腺窝引起膀胱痉挛。

(7)膀胱尿道感染:长期留置导尿管,可造成膀胱尿道感染,导致膀胱敏感性增加,引起膀胱痉挛。

(8)排尿条件反射可诱发膀胱痉挛。有的患者听到水管的流水声就会诱发膀胱痉挛性疼痛,这是由于排尿条件反射诱发的膀胱痉挛。

三、膀胱痉挛的防治与护理

(1)药物解痉止痛。根据病情轻重程度采用不同药物进行治疗。常规镇痛解痉药治疗通常采用地西泮(安定)5～10mg肌内注射,或哌替啶(杜冷丁)50～100mg肌内注射,山莨菪碱(654-2)10mg或阿托品0.5mg肌内注射,也可肛塞消炎痛栓等。消炎痛栓是治疗膀胱前列腺手术后膀胱痉挛性疼痛的常用药,是一种前列腺素合成酶抑制剂,可抑制膀胱逼尿肌收缩。

（2）膀胱灌注利多卡因。从导尿管将 0.5％ 利多卡因溶液 10mL＋生理盐水 90mL 注入膀胱,保留 5min,1 次/h,生效后逐渐延长用药间歇时间,至 3 次/d 维持症状缓解;也可采用 0.04％ 利多卡因生理盐水溶液进行膀胱冲洗,3~4 次/d,3~4h/次,其余时间用生理盐水持续冲洗。利多卡因具有表面麻醉作用,能有效防止膀胱逼尿肌的无抑制性收缩。

（3）妥善固定气囊导尿管。气囊导尿管广泛应用于临床。采用导尿管的气囊压迫前列腺窝止血,已成为前列腺电切术后常规操作。气囊导尿管注水量一般为 30~50mL,也可根据术前前列腺体积决定注水量的多少。气囊过大或过小均不能起到良好的压迫作用。若术后出现膀胱痉挛,待冲洗液变清后可将气囊内的液体逐步抽出,使气囊内液体量减少至 8~10mL,减轻压迫。导尿管要妥善固定于大腿前内侧,以减少气囊对膀胱三角区及膀胱颈的刺激。

（4）保持膀胱冲洗。通常术后常规给予膀胱冲洗,要密切注意导尿管的引流状况。导尿管堵塞、折叠、扭曲、受压等均会导致导尿管引流不畅,诱发膀胱痉挛。因此,术后要常规用生理盐水持续冲洗膀胱,防止血凝块阻塞导尿管。冲洗时,冲洗的速度可以根据冲洗液的颜色来进行调整,如冲洗液为深红色伴有血凝块,则加快冲洗速度;若冲洗液呈淡红色或澄清,则减慢冲洗速度。

(5)调节膀胱冲洗液的温度和滴速。膀胱冲洗液的温度对膀胱前列腺术后并发症影响较大,冲洗时温度要适宜。冲洗液温度过低,容易刺激膀胱平滑肌而引起膀胱痉挛,并可导致继发性出血;而温度过高,可使手术伤口渗血量增多,增加膀胱内出血的机会。有人认为膀胱冲洗液温度冬季保持在32~35℃,夏季保持在22~25℃较为合适。有研究分别使用2种不同温度的盐水冲洗液[(35±2)℃和(20±2)℃]进行膀胱持续冲洗,观察术后膀胱痉挛的发生次数,结果表明,采用(35±2)℃盐水进行膀胱冲洗,对膀胱刺激性小,可有效减少膀胱痉挛发生的次数,使血管保持正常舒缩功能,有效减少术后出血。故临床上主张不分冬季、夏季都应用30~37℃冲洗液进行术后膀胱冲洗。冲洗液的滴速一般为80~140滴/min,持续冲洗2~4d,并根据冲洗液颜色适当调整。若冲洗液颜色为鲜红色,出血量多,可加快滴数,达到300滴/min以上;若冲洗液呈浅红色或较清亮,滴数应减慢,可调至80~100滴/min。导尿管气囊解除压迫12h后,若无明显出血,可改为间断冲洗,再逐渐停止。

(6)消除患者紧张焦虑的情绪。做好患者的心理疏导工作,详细解释病情,告之膀胱痉挛的诱发因素及预防措施,消除患者的顾虑、紧张情绪,对预防和治疗膀胱痉挛有利。

总之,术前充分准备,术后及时有效地采取综合性护理干预措施,可以预防和减少膀胱痉挛的发生。若出现膀胱痉挛,应尽早进行治疗,减轻患者痛苦,以利于患者早期康复出院。

护士长:

前列腺增生术前、术后对患者的健康宣教有哪些?

主管护师小王:

一、入院宣教

患者入院时,护士热情接待患者及其家属,并作自我介绍,告知其住院须知,如介绍患者的主管医师、护士、护士长的姓名,介绍病区环境、规章制度、医院的作息时间,告知其注意讲究卫生、加强安全防范意识并介绍床单位及呼叫器的使用方法等。

二、术前的健康教育

(1)了解患者的心理状态,利用适当的机会,针对不同的情绪状态采取相应的措施。大多数前列腺增生患者因长期、反复被病痛折磨,对手术的态度非常积极;有些来自农村的患者担心手术费用高难以承担,应在家属的配合下做好患者的思想工作,说明国家现行的优惠政策,可以减轻农民的负担;有的患者担心手术失败,可通过同房病友,现身说法说明手术的必要性和可行性,以及主管医生的业务水平等消除患者的思想顾虑,增强患者战胜疾病的信心,使患者愉快的接受治疗和护理。

（2）了解患者的生活习惯,对不良的嗜好要予以劝解,如消除吸烟、酗酒等不良生活习惯,说明缘由,使患者自觉遵守。向患者说明术前检查的必要性和意义。

（3）了解患者的既往史,积极治疗合并症。对合并高血压的患者,应按医嘱测量血压并记录,同时指导患者按时定量服用降压药,待血压平稳后再行手术。合并冠心病者,术前应给予扩管药物治疗,告知患者药物的作用及用药目的。合并糖尿病的患者,应指导其饮食,并向其讲解糖尿病的相关知识,说明饮食对糖尿病治疗的重要性,合理应用降糖药物,待血糖稳定后再行手术。另外,应指导患者注意保暖、预防感冒,防止并发症的发生,使患者自觉维护健康状态。

（4）给患者提供良好的休养环境,保证充分的睡眠和休息时间。指导其合理膳食,提高机体抵抗力,以利于术后机体的康复。

（5）术前训练患者床上大便的习惯,避免术后活动过度引发出血。教会患者深呼吸,有效咳嗽、咳痰,避免术后并发症的发生。指导患者多饮水（每日饮水量为2500～3000mL）,勤排尿,降低泌尿系统感染发生率。

三、术后健康教育

（1）体位:平卧位,术后3d改为半卧位,行持续膀胱冲洗,勿使导管扭曲、受压及脱落。

（2）饮食:肠蠕动恢复后可进高蛋白、富有营养的易消化饮食,保持大便通畅,避免因排便用力使前列腺窝出血,多饮水,每日饮水量应为2500～3000mL。

（3）膀胱冲洗的指导:保持膀胱冲洗管道的通畅,防治扭曲、折叠、脱落。不随意调节冲洗速度,冲洗液过快会使膀胱生理性收缩频繁,引起胀痛;过慢则不能及时将渗血冲洗出来,易形成血块,阻塞引流管。

四、出院健康指导

（1）患者拔除导尿管以后,仍可能会有尿频、尿急、尿失禁等症状,需要6个月左右甚至更长的时间才能恢复,这是因为尿道括约肌的损伤难以恢复。因此,需要进行肛门括约肌的收缩训练,吸气时缩肛,呼气时松肛,以尽快恢复尿道括约肌的功能。

（2）进食易消化、含粗纤维的食物,保持大便通畅,防止便秘。用力排便时,可能会使术中电凝止血后的焦痂脱落,导致出血。

（3）多饮水,每日饮水量为2000～3000mL,达到自洁的目的。

（4）术后1～2个月内避免过度劳动,防止感冒,忌烟酒,忌食刺激性食物,以防继发出血。

（5）术后3个月内,不宜过度活动,如骑自行车、骑摩托车、上下楼梯及跑步等运动。

（6）指导患者养成良好的生活习惯，戒除不良嗜好，平衡膳食，保持身心愉快，增强抵抗力。

护士长：

好的，大家今天都回答得很好。今天我们的查房就结束了，通过今天的查房，我们对前列腺增生的临床表现、主要的临床检查、围手术期的护理、手术后并发症的处理（膀胱痉挛）、术前和术后健康宣教都进行了学习，我们科室前列腺增生手术进行的相对较多，希望大家通过今天的查房能学以致用，在工作中能更好地观察和护理。史先生，打扰您了，谢谢你的配合。

（陈　芳）

.... **参考文献** ....

[1]曾宏.膀胱痉挛发生原因分析和治疗体会[J].重庆医学,2011,40(21):2179-2180.

[2]邓小英,邬娜,李利香.不同温度膀胱冲洗液对前列腺电切术后并发症的影响[J].湘南学院学报(医学版),2012,9(2):59-60.

［3］顾沛.外科护理学［M］.上海：上海科学技术出版社，2002.

［4］刘秸.前列腺增生电切术后膀胱痉挛的舒适护理价值［J］.西部医学，2012，24（1）：183-184.

［5］李彦玲，张粉利，王甜，等.良性前列腺增生患者长期药物治疗一例［J］.中华老年医学杂志，2010，29（11）：954-955.

［6］李霞，张会君，卢智泉.经尿道前列腺电切术后膀胱痉挛的原因及护理［J］.护理研究，2011，25（2）：530-531.

［7］马英蓉.膀胱冲洗液温度对前列腺切除术后膀胱痉挛的影响［J］.现代护理，2011，17（23）：2206-2207.

［8］钱小芳.经尿道前列腺电汽化术联合电切术患者的术后护理［J］.中国初级卫生保健，2010，24（3）：84-85.

［9］阚艳红，王学梅.双平面经直肠超声诊断良性前列腺增生的探讨［J］.中华男科学，2005，11（3）：191-194.

［10］史济洲，谷现恩.良性前列腺增生的诊疗［J］.中国临床医生，2012，40（4）：6-10.

［11］吴价平.泌尿外科学下卷［M］.山东：山东科技出版社，2005.

［12］叶文娟.经尿道前列腺电切除术后并发症的防治护理［J］.中国中医急症，2009，18（4）：657-658.

［13］于丽君，李瑞英，韩景璐，等.不同方法对经尿道前

列腺切除术后患者膀胱痉挛的干预效果研究[J].护理研究,2011,22(23):2109-2110.

[14]于雷.TURP与SPPC治疗老年良性前列腺增生症789例[J].中国老年学杂志,2012,32（8）:1721-1722.

[15]张浩,司徒杰,张炎,等.膀胱内前列腺突出程度可作为良性前列腺增生临床进展的高危因素[J].中华腔镜泌尿外科杂志(电子版),2012,6(4):292-295.

[16]Chapple CR, Roehrborn CG. A shifted paradigm for the further understanding, evaluation, and treatment of lower urinary tract symptoms in men:focus on the bladder[J]. EurUrol,2006,49(4):651-658.

[17]Sarma AV, Jacobsen SJ, Girman, et al. Cocomitant longitudinal changes in frequency of and bother from lower urinary tract symptoms in community dwelling men [J]. J Urol, 2002, 168:1446-1452.

[18]Zhang K, Xu Z, Zhang J, et al.Clinical Significance of Intravesical Protrusion in patients with Benign Prostatic Enlargement[J]. Urology,2007,70(6):1096-1099.

[19]Bhargava S, Canada AE, Chapple CR. A rational approach to benign prostatic hyperplasia evaluation:recentadvances [J]. Cucc Opin Urol,2004,14(1):1-6.

案例九　直肠癌

【查房内容】直肠癌患者的治疗与护理
【查房形式】三级查房
【查房地点】病房、示教室

护士长：

　　直肠癌是乙状结肠与直肠交界处至齿状线之间的癌,较常见。中国人与西方人比较,直肠癌流行病学特点有三个：①直肠癌比结肠癌发生率高,约占60％;最近的资料显示,结肠癌和直肠癌发生率逐渐靠近,有些地区已接近1:1,主要是结肠癌发生率升高所致。②低位直肠癌所占的比例高,约占直肠癌的60％～75％;绝大多数癌肿可在直肠指诊时触及。③青年人(年龄<30岁)直肠癌比例高,为10％～15％。今天,我们对1例直肠癌病例进行护理查房。希望通过这次查房,大家都有新的收获。

护士长：

　　陈先生,您好,我们今天对您的病情进行护理查房,目的是让大家学习关于您病情的相关知识,您从中也可以了解有关自己疾病的一些注意事项。现在要打扰您一下,有可能还需要您的配合,您看可以吗?

患者陈先生:

可以,需要做什么,你们说就好,我会配合的。

护士长:

真是太感谢您了。那么,首先请责任护士小梅来汇报一下患者的病史。

责任护士小梅:

陈先生,38岁。因"反复便中带血3月余,加重2周",为进一步治疗,于2017年11月3日门诊拟"结肠占位"收住入院。

入院后生命体征平稳,2017年11月6日行乙状结肠镜检查,结果提示"距肛6cm见一深溃疡,直径约2.0cm,呈不规则环堤状隆起,覆污秽苔,伴少许血迹"。目前诊断:直肠肿瘤。完善术前准备,于2017年11月15日行"直肠癌根治术+预防性回肠造瘘",术后诊断:直肠肿瘤。术后安返病房,生命体征平稳,腹部切口敷料腹带包扎,外观干燥。留置胃肠减压管1根,内置65cm,吸出墨绿色液体约200mL;上盆腔引流管引流出血性液体约190mL,下盆腔引流管无明显液体引出；皮下引流管引流出血性液体约2mL，肛门引流管一根，无液体引出。右颈内置入深静脉导管1根，内置12cm，敷料固定妥善。留置导尿管，尿色清。人工肛门血运好，无排气排便。

目前患者术后第四天，生命体征平稳，人工肛门血运好，有排气现象，已停胃肠减压管，停肛管，停尿管，上、下盆腔引流管及皮下引流管无明显液体引出。现进食流质，无腹胀、腹痛等不适。患者现存的主要护理问题：①潜在并发症（出血、导管相关性感染、非计划拔管、造口并发症）；②营养摄入低于机体需要量；③自理能力缺陷；④焦虑。

护士长：

通过病史汇报，我们对陈先生的治疗进程有了一定的了解。现在有谁能讲解一下直肠癌的临床表现？

护士小张：

直肠癌早期无明显症状，当病程发展或伴感染时，才出现显著症状。

（1）直肠刺激症状：癌肿刺激直肠，使患者产生频繁便意，引起排便习惯改变；便前常有肛门下坠、里急后重和排便不尽感；晚期可出现下腹痛。

（2）黏液血便：为直肠癌患者最常见的临床症状，

80%～90%患者可表现为便血,癌肿破溃后,可出现血性和(或)黏液性大便,多附于粪便表面;严重感染时可出现脓血便。

（3）肠腔狭窄症状:癌肿增大和(或)累及肠管全周可引起肠腔缩窄,一开始可导致大便变形、变细,之后可有腹痛、腹胀、排便困难等慢性肠梗阻症状。

（4）转移症状:当癌肿穿透肠壁,侵犯前列腺、膀胱时,可发生尿路刺激征、血尿、排尿困难等;浸润骶前神经则可导致骶尾部、会阴部持续性剧痛和坠胀感。女性直肠癌可侵及阴道后壁,引起白带增多;若穿透阴道后壁,则可导致直肠阴道瘘,可见粪质及血性分泌物从阴道排出;若发生远处脏器转移时,可出现相应脏器的病理生理改变及临床症状。

患者陈先生:

原来直肠癌的症状中便血出现的频率最高呀,有80%～90%,我当时也是因为便血时间长,并且加重了才来看的,当时还以为自己只是得了痔疮。

护士长:

是的,幸亏您来医院检查了。直肠癌应与直肠息肉、内痔、肛裂、溃疡性结肠炎、直肠克罗恩病、直肠淋巴瘤等相鉴别。那么,直肠癌的诊断方法有哪些?

护师小王：

直肠癌常用的检查方法如下。

（1）粪便隐血试验：目前认为是大肠癌筛查的重要手段，但是有一定的假阳性率和假阴性率，需要进一步检查明确诊断。

（2）直肠指诊：是诊断直肠癌最简单、最重要的手段。约80％的直肠癌可经直肠指诊发现，约80％直肠癌患者因未做直肠指诊而被误诊，这两个80％是值得重视的数字。直肠指诊可以明确有无肿物以及肿物的部位、大小、形态、环周度，有无狭窄、与其他脏器有无浸润粘连、活动度，下缘距离肛缘距离，有无侵犯肛门括约肌、盆腔有无淋巴结肿大等。

（3）内镜检查：直肠镜、乙状结肠镜、纤维结肠镜检查是目前诊断直肠癌的最有效、最可靠的方法，通过内镜获取病理组织，进行活检是诊断直肠癌的金标准。

临床上把直肠指诊（palpation）、直肠镜检查（procdoscopy）、活检（punchbiopsy）称为3P检查。凡不明确的便血、腹泻及体重减轻者，均应做3P检查。

护士长：

很好。小王说了最主要的一些检查方法，其他人还有补充吗？

主管护师小汪：

除了上面讲述的检查方法外，还有如下方法。

（1）癌胚抗原（carcino-embryoinc antigen，CEA）：CEA 是诊断直肠癌、监测术后有无复发和转移的肿瘤标志物。但其对直肠癌诊断的特异性及敏感性都不高。对于术前 CEA 升高的患者，其预后监测意义比较重大。

（2）气钡双重对比 X 线造影检查：是诊断直肠上段癌的重要检查方法，但对低位直肠癌的诊断意义不大。直肠癌患者的 X 线的表现主要有黏膜破坏、肠腔狭窄、肠腔内出现肿块充盈缺损、肠腔内出现不规则龛影等。

（3）直肠腔内超声：可用于判断直肠癌的浸润深度、肿瘤周围有无肿大淋巴结、周围脏器有无受侵犯等。

（4）其他：CT、MRI、PET 检查。

护士长：

现在讲得比较全面了。那我们如何治疗直肠癌？

护士小虞：

目前直肠癌的治疗采用的是以手术治疗为主，化学治疗、放射治疗、免疫治疗等为辅的多学科综合治疗模式。目前的治疗强调个体化，多学科协作诊疗，以提高根治性切除率,降低复发率,改善患者生活质量,提高治愈率和生存率为目的。

实习生小李:

老师,请问手术治疗的方式有哪些?

护师小吴:

(1)局部切除术:适用于早期瘤体小、T1期、分化程度高的直肠癌。

(2)腹会阴联合直肠癌根治术(Miles手术):原则上适用于腹膜返折以下的直肠癌。切除范围包括全部直肠、肠系膜下动脉及其区域淋巴结、全直肠系膜、肛提肌、坐骨肛门窝内脂肪、肛管和肛门周围3~5cm的皮肤、皮下组织及全部肛门括约肌,于左下腹行永久性乙状结肠单腔造口。

(3)经腹直肠癌切除术(直肠低位前切除术、Dixon手术):是目前应用最多的直肠癌根治术,适用于距齿状线5cm以上的直肠癌,亦有更近距离的直肠癌行Dixon手术的报道。

(4)经腹直肠癌切除、近端造口、远端封闭手术(Hartmann手术):适用于因全身一般情况很差,不能耐受Miles手术或急性肠梗阻不宜行Dixon手术的直肠癌患者。

护士长：

那么，术前我们需要做哪些护理？

护士小茅：

一、心理护理

肿瘤的诊断、检查、手术和诊治的生理不适及经济负担都可能令患者产生较严重的不良心理反应。若需造口，则患者承受的打击将更大，会感到自我形象受损，对生活、工作失去信心，有些患者甚至拒绝手术。因此，应关心患者，根据患者情况做好安慰解释工作，真实而有技巧地回答患者的问题，解释治疗过程。对需造口的患者，需让患者了解腹部造口手术对消化功能并无影响。可通过图片、模型、实物向患者解释造口的部位、功能以及护理知识，说明造口虽然会给患者生活带来不来，但如果处理得当，仍能正常生活。必要时，可安排成功的同类疾病患者与其交谈。同时，寻求可能的社会支持帮助患者增强治疗疾病的信心，提高适应能力。

二、加强营养

直肠癌患者由于长期食欲下降、腹泻及癌肿消耗，常出现营养不良、低蛋白血症。术前应多给予高蛋白、高热量、含丰富维生素、易于消化的少渣饮食。必要时，少量多次输血，以纠正贫血和低蛋白血症。若患者脱水明显，则需注意纠正水、电解质平衡和酸碱平衡,以增强患者对手术的耐受性。

三、肠道准备

术前清洁肠道,可以减少术中污染,防止术后腹胀和切口感染,有利于吻合口的愈合。

（1）传统肠道准备法:①术前3日进少渣半流质饮食,术前2日起进流质饮食。②术前3日,番泻叶6g泡茶饮用或术前2日口服硫酸镁15～20g或蓖麻油30mL,每日上午1次。手术前2日晚用1%～2%肥皂水灌肠1次,手术前1日晚清洁灌肠。③口服抗生素,抑制肠道细菌,如卡那霉素1g,每日2次或甲硝唑0.4g,每日4次。④因控制饮食及服用肠道杀菌剂,导致维生素K的合成和吸收减少的患者,需补充维生素K。

（2）全肠道灌洗法:术前12～14h开始口服37℃左右等渗平衡电解质液体,临床常用复方聚乙二醇电解质溶液,可以引起容量性腹泻,以达到彻底清洗肠道目的。一般灌洗全过程约需3～4h,灌洗液量不少于6000mL。灌洗液中也可加入抗菌药物。年迈体弱者、心肾等脏器功能障碍者和肠梗阻者,不宜选用该法。

（3）口服甘露醇肠道准备法:术前1日午餐后0.5～2h内口服5%～10%的甘露醇1500mL左右。因甘露醇为高渗性溶液,口服后可吸收肠壁水分,促进肠蠕动,从而引起腹泻,达到清洁肠道的目的。采用此法基本可以不改变患者饮食或仅需术前2日进少渣半流质饮食。但因甘露醇在肠道内可被细菌酵解产生气体,术中使用电刀易引起爆炸,应予注意避免。对年老体弱者和心、肾功能不全者禁用口服甘露醇肠道准备法。有肠道梗阻症状者,术前准备时间需延长。当直肠癌患者肠腔有狭窄时,应选择粗细合适的肛管,在直肠指诊引导下(或直肠镜直视下),轻轻通过狭窄口至狭窄病变以上肠腔灌肠。高位直肠癌患者禁用高压灌肠,以防癌细胞扩散。故目前有学者主张,直肠癌术前不灌肠而只服泻剂。

四、阴道冲洗

女性患者若肿瘤已侵犯阴道后壁,术前3日每晚需冲洗阴道。

五、手术日晨放置胃管和留置导尿管

有梗阻症状的患者应及早放置胃管,减轻腹胀。留置导尿管可维持膀胱排空状态,预防手术时损伤,以及直肠切除后膀胱后倾或骶神经损伤所致的尿潴留。直肠癌根治术后需较长时间保留导尿管,为防止其滑出,应放置气囊(Foley)导尿管。

护士长:

小茅说得很好,除了这些常规的肠道手术术前准备,对于患者陈先生来说,我们还需要做什么准备?

护士小夏：

还需要进行造口定位。

护士长：

非常好。术前选择造口的位置对造口患者来说是非常重要的，因为患者一旦接受造口手术，造口将伴随他们很长一段时间甚至余生。一个位置选择得当、结构完美的肠造口可以使患者以后生活过得更加有信心。不能仅凭外科医师的经验于手术中定位，受手术平卧、麻醉和切口等因素的影响，造口的解剖位置可能与理想的位置有较大偏离，给术后护理带来不便。粘贴牢固的造口袋、健康的造口周围皮肤和良好的自理能力都是加速患者康复并返回社会的重要因素。造口定位需要专业的人员进行，请造口师冯老师来给我们讲解一下如何进行造口定位，大家欢迎。

造口师冯老师：

谢谢大家邀请我来参加此次教学查房。那么我来讲解一下如何进行造口定位。造口定位的原则是造口应与手术方案协调一致，就近拖出肠管造口，并且造口应与切口保持一定距离，避免污染切口，同时患者自己能见到造口，便于术后的日常护理。内脏器官在体表的位置通常是：横结肠在脐上,乙状结肠在左下腹,回肠在右下腹。因此,造口最好选位于腹直肌上。

术前评估患者腹部皮肤情况,由造口治疗师、手术医生与患者及家属共同讨论造口位置。征求患者及其家属的意见,了解患者的日常生活习惯,以不影响穿戴为原则,避开系腰带部位。身体肥胖、腹部凸出显著者,造口位置宜适当提高,以免凸出的腹部挡住患者检查造口的视线,影响患者术后的日常自我护理。

患者取平卧位,造口师站在患者左侧,最佳的造口区域为脐、髂前上棘和耻骨联合形成的区域中,以脐与髂前上棘连线中上1/3交界为预计造口位置,让患者抬起头颈部,眼睛直视双足,腹部微用力收缩,定位者右手放于预计造口处,应能摸到一条纵形肌肉,即腹直肌,用红色贴纸剪一直径为2.5cm的圆圈,贴于预计造口处。让患者分别取半卧位、坐位、站立位、下蹲位,观看自己的造口,以能看清造口为原则。让患者再次平卧、坐起,观察预计造口与体位的关系,确定调整后造口与腹直肌的关系。选择耐擦、耐水的油性记号笔在造口处作好记号。

术后进行评估,查看实际造口位置与预计位置是否存在差异,以及目前造口位置是否影响患者术后的日常护理。

实习生小翟：

老师，造口袋如何更换？有什么注意事项吗？

患者陈先生：

是呀，护士长，我这个造口袋要怎么护理，今后的生活中我要注意什么？

护士长：

小翟非常仔细，考虑到了患者陈先生忧愁的事情。陈先生您也不要着急，我们一步一步来为您讲解一下。现在有谁为陈先生和小翟讲解一下造口袋更换的注意事项？

护士小林：

正确的造口护理用品更换遵循 ARC 原则。ARC 是国际上广大造口师多年经验与智慧凝集而成的一个标准流程。ARC 原则的目的是通过流程的建立，提升护理质量；通过正确的造口用品更换流程帮助造口的患者保持造口周围皮肤健康，捍卫舒适生活，提高生活质量。

A：Apply（佩戴）。正确佩戴产品，确保造口底盘紧密黏贴，防止排泄物渗漏，引起皮肤浸渍。保证底盘粘贴前的皮肤干净和完全干爽，使用清水清洁皮肤，避免使用含酒精的用品。造口底盘中心孔的剪裁要与造口的尺寸和形状匹配。

R：Remove（揭除）。更换造口袋底盘时，轻柔地揭除底盘，以减少对皮肤的刺激性损伤。规律更换造口袋，建议使用黏胶祛除剂轻柔揭除底盘，减少牵拉，保护皮肤免于刺激。底盘下的皮肤有痒或灼热等不适感时，提示要增加造口袋更换频率，在出现浸渍和发生渗漏前进行造口袋的更换。

C：Check（检查）。检查底盘背面黏胶是否被腐蚀，是否有排泄物残留，正常情况底盘应清洁完整。检查造口周围皮肤是否有发红或破损，正常情况下，皮肤应与对侧腹部皮肤颜色一致，且无损伤。

更换造口袋的具体步骤如下。①更换造口底盘，用一只手按住皮肤，另一只手小心缓慢地自上而下轻柔揭除底盘。②用生理盐水或清水清洗造口周围皮肤，保持皮肤干净和干燥。③使用造口尺测量造口大小，然后选择合适您造口的底盘。④根据所测量造口的大小，在造口底盘上剪出大小合适的开口，用手捋顺开口内侧。⑤除去底盘保护纸。⑥喷洒少许造口护肤粉在造口周围，均匀涂抹，几分钟后将多余的粉末清除。⑦将皮肤保护膜均匀地涂抹在皮肤上，待干后形成一层无色透明的保护膜。⑧将防漏膏和（或）条涂在造口周围，用湿棉签将其抹平，以使皮肤与防漏膏和（或）条形成平整表面。⑨把底盘沿着造口紧密地贴在皮肤上。⑩用手从下往上按紧黏胶5～10min。⑪将造口袋底部的封口对折两次,封条对折。⑫造口袋的扣合-四点操作法:将造口袋连接环的底部与底盘扣紧(第一点);一只手向上轻拉造口袋手柄,并压向腹部(第二点);沿着造口袋连接环在其左右两点向腹部轻压(第三点、第四点)。⑬两指捏紧锁扣,听见"咔嗒"声,说明袋子已经与底盘锁好。⑭轻轻地将双手放在造口底盘上,利用双手的温热使底盘黏胶与皮肤更贴合。

护士长:

很好。多项研究显示,60％的造口患者存在造口周围皮肤问题,但仅有32％的造口患者意识到自己的皮肤有问题。80％有造口周围皮肤问题者没有寻求专业指导。而正确的更换造口用品能够预防皮肤问题。常见的造口并发症有哪些? 应如何处理?

主管护师小张:

(1) 造口缺血坏死:常发生于术后24～48h。正常肠造口为红色,与口腔黏膜颜色一样,柔软、光滑,富有弹性。造口坏死是由血液供应不足引起的。造口处黏膜呈轻微灰黑色,失去光泽,这是缺血坏死的表现。晚期造口颜色完全变成黑色,分泌物有恶臭味。因此,术后每天,尤其是最初的1～2d,注意观察造口血运,以防造口缺血坏死。护理时选择透明的一件式造口袋,以便于术后造口的观察。如发现异常,及时通知医生,必要时行急诊手术,将坏死的肠管切除,重塑造口,并遵医嘱应用抗生素预防感染。

(2)造口周围粪水性皮炎:正常情况下,皮肤可以经受与粪液短时间的接触而不会有不适反应,但因肠道漏出的消化液为碱性,刺激瘘口周围皮肤时间过长,则会引起皮肤红肿、疼痛,甚至溃烂,所以要做好皮肤护理。造口开放后,在粘贴造口袋前,应用纱布和棉球及生理盐水(患者出院回家后可指导其使用温开水)清洗造口及周围皮肤。先由内向外擦,然后彻底擦干,不宜用碱性肥皂液或消毒液,以免使皮肤干燥,容易损伤。

(3)造口出血:常发生于术后1~3d,多为皮肤与造口黏膜连接处小静脉及毛细血管出血。若出血量较多,可用0.1%肾上腺素浸湿纱布稍加压迫或用云南白药外敷。若小动脉出血,或结扎动脉的结扎线脱落,应及时拆开皮肤黏膜缝线1~2针,寻找出血点后,钳扎止血。在更换造口袋或清洁造口时,有时会使毛细血管受损,导致少许渗血,这时只需用清洁纸巾或棉纱稍加压迫即可止血。裁剪造口袋时,开口要大于造口周围2~3mm,避免造口袋周围压迫肠黏膜,导致黏膜缺血引起不必要的机械性损伤。

(4)造口回缩:造口处皮肤的自然收缩趋势、腹壁感染致瘘口周围形成过多瘢痕、瘘口周围腹壁缝合过紧引起狭窄、患者体质量增加,以及造口和皮肤的固定不足,都会使造口回缩或内陷,导致粪液容易渗漏。应严密观察造口的高度。若造口开口的高度与皮肤平齐,或低于周围的皮肤,则表明已发生造口回缩。这时可选用凸面底盘加腰带固定,以抬高造口基底部,使黏膜被动抬高。如选用一般底盘,可以将防漏膏或防漏条填于凹陷处,然后粘贴底盘,目的也是抬高造口基底部,使黏膜被动抬高。造口回缩严重时,需手术修补。为预防造口狭窄,人工造口(人工肛门)开放1周后,开始扩肛。戴手套涂润滑剂。先从小指开始,轻轻进入造口深度为4cm左右,停留2～5min,出入顺畅后改用示指,每天1次,动作要轻柔,防止肠穿孔。扩肛时,嘱患者张口呵气,防止增加腹压。

(5)造口水肿:造口水肿常发生于造口开放初期,较轻的水肿一般不需处理,术后可以自然恢复;如果水肿严重,应检查造口的血运情况,血运良好可用硫酸镁或10%氯化钠溶液湿敷。

(6)肠造口皮肤黏膜分离:造口处的肠黏膜与腹壁皮肤的缝合处分离,常见于造口手术后早期。护理时,先清洁造口周围,然后用生理盐水棉签探查分离的程度,将局部的黄色腐肉或坏死组织去除。分离部分较浅时,局部可用防漏膏填充,然后粘贴造口袋。如果分离部位较深,则可选择用藻酸盐敷料填充,结合使用防漏膏。皮肤黏膜分离愈合后,指导患者定期扩肛,防止造瘘口狭窄。

（7）造口疝：是指患者肥胖、腹壁肌肉薄弱，或持续性腹压增加导致的肠膨出。告知患者避免进行增加腹压的活动，以防造瘘口脱垂或疝气。若造口周围出现不适或肿胀，造口旁有肿块，站立出现，平卧消失，应指导患者重新选择合适造口袋，并指导患者换袋技巧。造口疝程度较轻者，可嘱其使用一件式造口袋，减轻外部压力，避免进行增加腹压的活动，并佩带腹带扶托。严重者需手术修复，指导患者多吃清淡易消化的食物，以免用力排便，预防感冒，避免咳嗽。肥胖患者加用腹带。

护士长：

小张讲解得很详细，那么今后的生活中，患者还需要注意哪些事情？

护师小卢：

造口对于患者的生活来说，其实没有太大的影响。

（1）衣着：衣服以柔软、舒适、宽松为原则，不需制作特别服饰。腰带松紧适度，以免过紧压迫造口。

（2）活动：为了保持健康和正常生理机能，仍然要坚持适度的运动。如术后初期可散步、做操、打太极拳等。术后3个月，可逐步恢复至原活动量。但要避免接触性、重撞击及易引起腹压增高的动作，如提重物、剧烈咳嗽等。

（3）外出及旅行：康复后外出旅行可调节身心健康，但应带足够或多一些的造口护理器材，以防止腹泻等情况。在飞机上，由于压力的变化，胃肠道内产气会多一些，应使用开口袋或配有滤片的用品。外出旅游也要保持良好、规律的生活方式，避免过于劳累和情绪激动。坐飞机时，需随身携带一个造口袋和其他装备，将剪刀放在托运行李中。为了避免过海关或者行李检查时出现问题，可以请医师写一份说明，说明您需要随手携带造口装备和药物。

（4）淋浴和游泳：淋浴时可佩戴或取下造口器材，中性肥皂或浴液不会刺激造口，也不会流入造口。淋浴时，最好用防水塑料薄膜覆盖在造口处，以免影响造口底盘的使用寿命，或在更换造口底盘之间淋浴。游泳时，最好使用小型迷你便袋，可以用防水胶带或纸胶带粘住其边缘作为屏障保护皮肤，并且清空造口袋，少吃东西。

（5）饮食：最主要的是树立均衡饮食的观念。在尝试新食谱的时候，每次应当限制一种，一次不能吃得太多，如果没有出现什么不舒服，可以逐渐增加。避免进食易产气和易导致腹泻的食物；避免进食易引起便秘和易造成造口阻塞的过高纤维的食物；避免进食易产臭味的食物。进食时应细嚼慢咽，摄入足够的液体。注意饮食卫生，不吃生冷的食物。饮食应定时定量，少吃油腻的食物。

患者陈先生：

听了你们的讲解，我知道如何护理造口了，谢谢你们！

护士长：

好的，我总结一下今天的查房。这次查房我们主要学习了直肠癌的临床表现、诊断及治疗方式，并且对直肠癌术前准备、造口的护理和并发症的处理进行了学习。希望通过本次教学查房，能给大家日后的护理工作带来帮助。

责任护士小梅：

陈先生，今天打扰您这么久，非常感谢您的配合，希望我们这次查房对您也有所帮助。您先好好休息，我等会儿再来看您。

（林　李）

-------------------- 参考文献 --------------------

[1]陈孝平,汪建平.外科学[M].北京:人民卫生出版社,2013.

[4]丁炎明.中国肠造口护理指导意见[M].北京:人民卫

生出版社,2013.

　　[2]李乐之,路潜.外科护理学[M].北京:人民卫生出版社,2012.

　　[3]李春雨.肛肠病学[M].北京:高等教育出版社,2013.

　　[7]王淑红,丁世娟,王岩.直肠癌术后患者造口并发症的预防与护理[J].护理学杂志,2013,3(6):35-36.

　　[5]赵丽梅.结直肠癌的术前护理[J].临床护理,2011,1(2):285-286.

　　[6]朱蓓,魏青,王永媛.术前造口定位对肠造口患者造口适应性及生命质量的影响[J].护士进修杂志,2013,6(12):1094-1096.

案例十　腰椎间盘突出症

【查房内容】腰椎间盘突出症患者椎间孔镜治疗及护理
【查房形式】三级查房
【查房地点】病房

护士长:

　　腰椎间盘突出症主要是因椎间盘变性,纤维环破裂,髓核突出,刺激或压迫神经根、马尾神经所致的一种综合征,是腰腿痛的最常见原因。腰椎间盘突出症作为临床常见病、多发病,近年来发病年龄越来越趋向年轻化。目前临床应用椎间孔镜治疗腰椎间盘突出症也日趋广泛。希望通过这次查房,大家对应用椎间孔镜治疗腰椎间盘突出症及椎间孔镜的护理有所收获。

　　简先生,您好。我们今天就您的病情进行护理查房,让大家学习腰椎间盘突出症患者椎间孔镜治疗及护理内容,同时您也能对自己的疾病康复有更多的了解,希望得到您的配合,行吗?

患者简先生:

好的,我会配合的。

护士长:

谢谢您,先让责任护士小王汇报一下病史。

责任护士小王:

简先生,35岁,职员。腰痛伴左下肢放射性疼痛、麻木1年,加重半年。MRI示:L4-L5腰椎间盘突出,门诊拟"腰椎间盘突出症"收住入院。入院查体:患者 L4-L5 间隙及椎旁有轻压痛,左小腿前外侧、足背内侧及踇趾触、痛觉减退;踇趾背伸肌力Ⅳ级。余肢感觉及肌力无明显异常。无既往病史,入院第三天,患者在局麻下行"左侧路椎间孔镜下 L4-L5 髓核摘除术＋神经根粘连松解术"。术后患者神志清,情绪稳定,日常活动能力(ability of daily life, ADL)Ⅱ级,协助日常生活。左侧腰背部切口敷料干燥,切口疼痛评分3分,左小腿前外侧、足背内侧及踇趾触、痛觉减退;踇趾背伸肌力Ⅳ级。患者坠床/跌倒评分为3分,压疮评分为21分。术后医嘱予抗炎、营养神经等对症治疗,注意切口敷料、疼痛等情况。翻身时保持腰背部同一水平轴线,指导双下肢活动。患者术后第八天,左侧腰背部切口敷料干燥,切口疼痛评分为1分,已在腰托固定下下床行走,大小便正常,体温正常。

护士长:

腰椎间盘突出症是临床的常见病、多发病,那椎间盘的结构究竟是怎样的?

护士小钱:

椎间盘的由软骨板、纤维环和髓核组成。

椎间盘上下有软骨板,是透明软骨覆盖于椎体上、下面骺环中间的骨面。上下的软骨板与纤维环一起将髓核密封起来,为一个密封的容器。纤维环由胶原纤维束的纤维软骨构成,位于髓核的四周。纤维环的纤维束相互斜行交叉重叠,使纤维环成为坚实的组织,能承受较大的弯曲和扭转负荷。纤维环的前侧及两侧较厚,而后侧较薄。纤维环的前部有强大的前纵韧带,而后侧的后纵韧带较窄、较薄。因此,髓核容易向后方突出,压迫神经根或脊髓。当椎体承受纵向负载时,髓核利用纤维环良好的弹性向外周膨胀,以缓冲压力。椎间盘还可保证脊柱有最大的活动度,使人的腰部能进行各方向活动。椎间盘的这种结构,允许椎体间借助髓核的弹性和移动以及纤维环的张力做运动,但是纤维环一旦破损,其间包裹的髓核就会穿过破损的纤维环向外突出,导致椎间盘突出(脱出),压迫脊髓或神经根,引起相应的症状和体征。

护士长:

腰椎间盘突出的病因有哪些?

护士小钱:

（1）腰椎间盘的退行性改变:是腰椎间盘突出的基本原因。髓核的退变主要表现为含水量的降低,并可因失水引起椎节失稳、松动等小范围的病理改变;纤维环的退变主要表现为坚韧程度的降低。

（2）损伤:长期反复的外力造成轻微损害,加重了腰椎间盘退变的程度。

（3）椎间盘自身解剖因素的弱点:在成年之后,椎间盘的血液循环和修复能力逐渐变差。

（4）遗传因素:腰椎间盘突出症有家族性发病的报道。

（5）腰骶先天异常:包括腰椎骶化、骶椎腰化、半椎体畸形、小关节畸形和关节突不对称等。上述因素可使下腰椎承受的应力发生改变,从而造成椎间盘内压升高,易导致腰椎退变和损伤。

（6）诱发因素:常见的诱发因素有腹压增加、坐姿不正、突然负重、妊娠、受寒和受潮等。

护士长:

腰椎间盘突出症患者有哪些临床表现?

护士小丁:

一、腰椎间盘突出症患者的症状

（1）腰痛:是大多数患者最先出现的症状,发生率约为91%。由于纤维环外层及后纵韧带受到髓核的刺激,经窦椎神经而产生下腰部感应痛,有时可伴有臀部疼痛。

（2）下肢放射痛:高位腰椎间盘突出（L2-L3、L3-L4）可以有股神经痛,但临床少见,发生率不足5%。绝大多数患者是L4-L5、L5-S1间隙突出,表现为坐骨神经痛。典型的坐骨神经痛表现为从下腰部向臀部、大腿后方、小腿外侧直到足部的放射痛,在打喷嚏和咳嗽等腹压增高的情况下疼痛会加剧。放射痛的肢体多为一侧,仅极少数中央型或中央旁型髓核突出者表现为双下肢症状。坐骨神经痛的原因有以下几点:①破裂的椎间盘产生的化学物质的刺激及自身免疫反应使神经根发生化学性炎症;②突出的髓核压迫或牵张已发生炎症的神经根,使其静脉回流受阻,进一步加重水肿,使得机体对疼痛的敏感性增高;③受压的神经根缺血。上述三种因素相互作用,互为加重因素。

（3）马尾神经症状:是由向正后方突出的髓核或脱垂、

游离的椎间盘组织压迫马尾神经导致的,患者主要表现为大小便障碍,会阴和肛周感觉异常。严重者可出现大小便失控及双下肢不完全性瘫痪等症状,临床上少见。

二、腰椎间盘突出症患者的体征

(1)一般体征:①腰椎侧凸。腰椎侧凸是一种为减轻疼痛的姿势性代偿畸形,侧凸方向视髓核突出的部位与神经根之间的关系不同而表现为脊柱弯向健侧或弯向患侧。如髓核突出的部位位于脊神经根内侧,因脊柱向患侧弯曲可使脊神经根的张力减低,所以腰椎弯向患侧;反之,如突出物位于脊神经根外侧,则腰椎多向健侧弯曲。②腰部活动受限。大部分患者都有不同程度的腰部活动受限,在急性期尤为明显,其中以前屈受限最明显,因为前屈位时可进一步促使髓核向后移位,并增加对受压神经根的牵拉。③压痛、叩痛及骶棘肌痉挛。压痛及叩痛的部位基本上与病变的椎间隙相一致,80%~90%的病例呈阳性。叩痛以棘突处最为明显,系叩击振动病变部位所致。压痛点主要位于椎旁1cm处,可出现沿坐骨神经的放射痛。约1/3患者有腰部骶棘肌痉挛。

(2)特殊体征:①直腿抬高试验及加强试验阳性。患者仰卧,伸膝,被动抬高患肢。正常人神经根有4mm滑动度,下肢抬高到60°~70°始感腘窝不适。腰椎间盘突出症患者神经根受压或粘连,神经根的滑动度减少或消失,下肢抬高在60°以内即可出现坐骨神经痛,称为直腿抬高试验阳性。在阳性患者中,缓慢降低患肢高度,待放射痛消失,这时再被动屈曲患侧踝关节,再次诱发放射痛称为加强试验阳性。有时因患者的髓核较大,抬高健侧下肢也可牵拉硬脊膜诱发患侧坐骨神经产生放射痛。②股神经牵拉试验阳性。患者取俯卧位,患肢膝关节完全伸直。检查者将伸直的下肢高抬,使髋关节处于过伸位,当过伸到一定程度出现大腿前方股神经分布区域疼痛时,则为股神经牵拉试验阳性。此项试验主要用于检查 L2-L3 和 L3-L4 椎间盘突出的患者。

三、腰椎间盘突出症患者的神经系统表现

（1）感觉障碍。视受累脊神经根的部位不同而出现该神经支配区的感觉异常,阳性率达80％以上。早期多表现为皮肤感觉过敏,渐而出现麻木、刺痛及感觉减退。因受累神经根以单节单侧为多,故感觉障碍范围较小。但如果累及马尾神经(中央型及中央旁型者),则感觉障碍范围较广泛。

（2）肌力下降。70％～75％患者出现肌力下降。L5 神经根受累时,踝及趾背伸力下降;S1 神经根受累时,趾及足跖屈力下降。

（3）反射改变。亦为本病易发生的典型体征之一。L4神经根受累时,可出现膝跳反射障碍,早期表现为活跃,之后迅速变为反射减退;L5 神经根受损对反射多无影响。S1 神经根受累时,跟腱反射障碍。反射改变对受累神经的定位意义较大。

护士长：

简先生的 MRI 示，L4-L5 腰椎间盘突出，很多患者对腰椎间盘膨出、突出与脱出分辨不清，谁来说说他们的区别？

副主任护师小范：

（1）腰椎间盘膨出：即纤维环没有完全破裂，髓核从破损处凸出，压迫神经根。

（2）腰椎间盘突出：纤维环破裂，髓核从破裂处挤出，压迫神经根。

（3）腰椎间盘脱出：纤维环破裂，髓核从破裂处挤出后，突破后纵韧带，游离到椎管，压迫神经根脊髓。表现为臀部、大腿后侧、小腿后外侧和脚的外侧面的疼痛，即坐骨神经的表现。

按疾病由轻到重的发展趋势，依次为膨出、突出、脱出。

护士长：

很好。简先生的手术是"左侧路椎间孔镜下 L4-L5 髓核摘除术＋神经根粘连松解术"，那椎间孔镜的治疗原理是什么？该手术的优点有哪些？

护师小叶：

椎间孔镜与脊柱内窥镜类似，是一个配备有灯光的管子,它从患者身体侧方或者侧后方(以平或斜的方式)进入椎间孔,在椎间孔安全三角区、椎间盘纤维环之外,彻底清除突出或脱垂的髓核和增生的骨质,从而解除对神经根的压力,消除由于对神经压迫造成的疼痛。其手术方法是通过特殊设计的椎间孔镜和相应的配套脊柱微创手术器械、成像和图像处理系统等共同组成一个脊柱微创手术系统,在彻底切除突出或脱垂髓核的同时,清除骨质增生、治疗椎管狭窄,同时可以使用射频技术修补破损的纤维环等。

椎间孔镜髓核摘除术的主要优点为:①可以达到后路开窗髓核摘除术的手术效果,能够有效缓解患者的疼痛症状。②手术在C形臂X线机监视下进行,操作简单、定位准确,安全性高。③手术不破坏腰椎重要骨关节韧带结构,不影响腰椎的稳定性。④术后康复较快。⑤创伤小,皮肤切口长度仅6mm,如同一个黄豆粒大小,出血不到20mL,术后仅需缝1针。该手术是同类手术中创伤最小、效果最好的微创治疗腰椎间盘突出的手术。

护士长:

椎间孔镜手术治疗的适应证与禁忌证有哪些?

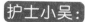

护士小吴：

一、椎间孔镜手术的适应证

（1）腰椎间盘突出压迫神经,导致腰痛、腰腿痛,行走受限,间歇性跛行等。

（2）腰椎椎间盘源性腰痛,即椎间盘突出不明显,但是腰痛明显,反复发作,保守治疗无效。此时,椎间盘已经出现结构损害,疼痛是椎间盘结构损害引起的。

（3）腰椎椎间孔狭窄:中老年腰腿痛患者,由于椎间孔骨刺或韧带肥厚等,导致椎间孔狭窄,最终导致神经通道受阻。扩大椎间孔可以使神经减压。

（4）适合于腰椎间盘突出症诊断明确,经正规非手术治疗6个月无效者。

（5）反复发作、症状严重者。

（6）腰椎间盘突出、脱出,以及椎管内游离者。

（7）剧烈疼痛无法缓解,并持续加剧者。

（8）腰椎间盘中央型突出伴马尾神经受压损伤者。

（9）腰椎间盘突出症合并侧隐窝狭窄、局限性椎管狭窄。

二、椎间孔镜手术的禁忌证

（1）椎间盘突出合并椎管狭窄。

（2）椎间盘突出合并节段不稳。

（3）有明显的多节段退变。

护士长：

好的。要如何做好椎间孔镜下椎间盘手术治疗的术前护理？

主管护师小胡：

（1）健康教育：向患者讲解手术的方法、大致原理、应用范围、优缺点及术后恢复等情况，让患者对手术有一定的认识。

（2）心理护理：注意观察患者及其家属的情绪、思想变化，及时开导，讲解以往成功与失败的病例，让患者及其家属了解治疗过程中以及术后可能出现的情况，帮助患者树立信心，积极配合手术治疗。

（3）体位训练：手术时取俯卧位，手术时间一般为1～2h，为了确保手术顺利进行，术前应行手术体位训练。体位训练前应先讲解动作要点，后观看手术视频，再演示动作步骤，使患者直观明白训练的重要性、要点及注意事项。通过训练，保证患者能坚持俯卧至手术完成，术中能放松肌肉，配合医生，以利于术中操作。

护士长:

如何做好椎间孔镜下椎间盘手术治疗的术后护理?

实习护士小王:

（1）观察病情变化:密切观察患者的生命体征及双下肢感觉、运动变化情况,与患者沟通,认真倾听患者的主诉,询问患者症状有无好转,有哪些变化。部分患者术后当天会感到腰部及下肢疼痛或麻木等,告知患者这是手术后正常情况,可以通过休息、用药、康复等逐渐缓解。

（2）切口护理:该手术切口小,术后仅需缝合1针,但也应密切观察切口敷料情况,保持切口敷料干燥妥帖。如切口渗血多时,应及时通知医生更换。如出现感染、过敏等情况,应酌情处理。

（3）饮食指导:手术麻醉采用局麻,术后无须禁食。要指导患者合理饮食,多食高蛋白、易消化且富含粗纤维的食物,如瘦肉、清淡骨汤、新鲜水果、蔬菜等,特别注意保持二便通畅;少吃甜食、面食或难以消化的食物,以免引起腹胀不适;忌食辛辣、刺激性食物。

主管护士小邵:

还应根据患者恢复情况制定功能锻炼计划,指导患者进行功能锻炼,以主动锻炼为主,被动活动为辅,督促患者进行锻炼。

(1)指导患者:术后第一天在床上进行双侧直腿抬高训练,第二天进行腰背肌功能锻炼,第三天戴腰围下床活动。①直腿抬高功能锻炼:患者仰卧于硬板床上,腰部垫一薄枕,双上肢平放于身体两侧。双腿伸直,足背尽量背伸,双下肢交替伸直抬起,每次应抬高超过40°,并保持5s左右,连续30～50次,每天3次。②腰背肌功能锻炼:患者取仰卧位,腰部垫一薄枕,双膝、双肘屈曲,双腿稍分开,以双足跟、双肘、头部作为支点,挺起腰,抬起臀,挺达最高点时持续3～5s,之后缓慢放下,连续30～50次,每天3次。

(2)下床活动的指导:术后3周内下地活动或坐立时,应戴腰围。卧位时严格遵循轴线翻身原则进行翻身,嘱患者不能强行独自翻身,避免脊柱扭曲、用力,致腰背部疼痛。下床活动时应有人陪护,以免发生意外。下地活动的时间应根据患者恢复情况制定计划。一般术后第一天在床上进行功能锻炼,在家属搀扶下大小便,术后第三天可戴腰围下地活动10～20min,术后1周戴腰围下地活动2～3h,术后2周活动时间可增加到4～6h,之后根据恢复情况确定活动时间。

护士长:

简先生明天就要出院了,出院后又该注意些什么呢?

主管护士小黄:

简先生,您仍需戴腰围3周,坚持睡硬板床,半年内避免重体力劳动,平时要有良好的坐姿,不可久坐沙发、矮凳等,路况不佳时不坐长途汽车,防止椎间盘突出再发。长期伏案工作者需要注意桌、椅的高度,定期改变姿势。如需弯腰取物,最好采用屈髋、屈膝下蹲姿式,以减少对腰椎间盘后方的压力。职业工作中,需要常弯腰动作者,应定时进行伸腰、挺胸活动,并使用宽的腰带。继续加强腰背肌功能锻炼,增加脊柱的内在稳定性,以防止失用性肌肉萎缩带来不良后果。

还应合理饮食,加强营养,摄入含钙丰富的食物,防止骨质疏松。指导患者戒烟、戒酒、控制体重。

出院后定期复查,若出现腰部或双下肢异常情况,应随时就诊,以免延误病情。

护士长:

大家都说得很全面,特别是椎间孔镜术后的功能锻炼方法与出院指导。腰椎间盘突出症患者的康复离不开坚持锻炼以及日常生活中对腰部的保护,我们就要做好这方面的护理与宣教。简先生对这些内容也应该有所了解了。

简先生:

谢谢你们,今天的这些知识使我受益匪浅。

护士长:

不用客气,简先生坚持锻炼,早日康复。总结一下今天的查房。大家学习了腰椎间盘突出症患者的椎间孔镜治疗及护理方面的相关内容,特别是椎间孔镜术后的功能锻炼与出院指导,通过今天的查房,大家要巩固这方面的知识。

(范丽霞)

参考文献

[1]宫照娟.经皮穿刺椎间孔镜治疗腰椎间盘突出症、椎间孔狭窄症的护理[J].中国医药指南,2014,12(11):378-379.

[2]梅莉.经皮椎间孔镜下椎间盘切除术治疗腰椎间盘突出症的护理[J].皖南医学院学报,2011,30(5):430-431.

[3]杨艳萍,张小爽.侧后路经皮椎间孔镜下治疗椎间盘源性腰痛的护理[J].护理实践与研究,2011,8(7):47-48.

案例十一　股骨颈骨折人工髋关节置换术

【查房内容】股骨颈骨折人工髋关节置换术围手术期的护理

【查房形式】三级查房

【查房地点】病房

护士长：

股骨颈骨折为临床常见病、多发病，且多见于老年人，伤前可合并有全身疾病，骨折后由于解剖特点，骨折不愈合、股骨头坏死发生率高。人工髋关节置换术是应用生物材料制成人工髋关节假体，用以代替人体病损的髋关节，恢复髋关节正常功能。随着社会人口的老龄化，有不少股骨颈骨折患者需要实施人工髋关节置换以缓解患髋疼痛，重建髋关节功能。

施婆婆，您好，今天我们就您的病情进行护理查房，目的是让大家学习关于您病情的知识，从中您还可以获知有关自己疾病的一些注意事项。现在要打扰您一下，有可能还需要您的配合，您看可以吗？

施婆婆：

没有关系，我可以配合。

护士长：

真是太感谢您了。那么首先请责任护士小徐来汇报一下病史。

责任护士小徐：

施婆婆，79岁。2018年3月6日不慎摔倒致右髋部疼痛，为持续性锐痛，活动受限，伤后无意识丧失，不能站立行走，当时即至我院就诊，查骨盆正位X片示：右侧股骨颈骨折、左侧全髋置换术后改变。为进一步治疗，门诊以"右股骨颈骨折"收住入院。患者有高血压病史20年余，血压最高为160/100mmHg，平时服用卡托普利控制血压，血压控制尚可。有糖尿病病史10年余，平时服用阿卡波糖，血糖控制可。2014年曾于本院行"右肱骨大结节骨折切开复位内固定术"，2016年曾于本院行"左侧全髋关节置换术"，术后恢复均可。现患者右侧髋部轻度肿胀，压痛明显，右下肢呈外旋畸形，比左下肢短缩约1cm，纵向叩击痛阳性，右髋部活动受限，右足背动脉搏动正常，肢端血运好，皮温正常，双侧下肢皮肤感觉对称，肌力Ⅴ级。完善相关检查，稳定血压，控制血糖，3月9

日,在腰麻下行"右侧人工全髋关节置换术"。术后带回引流管1根,予一级护理,糖尿病低盐饮食,测成人早期预警每8小时1次,测空腹血糖及三餐后2h血糖,予吸氧、心电监护、抗炎、补液等对症治疗。3月10日,右髋部切口引流管术后19h共引出120mL的血性液体。拔除切口引流管,停吸氧、心电监护,并给予肝素针抗凝治疗,补钙治疗。现在患者术后第三天,患者精神好、情绪稳定,右髋部切口敷料干燥,右下肢肢端血运感觉活动好,自诉右髋部持续性酸胀痛,NRS评分为3分。3月11日,在康复医生及助行器协助下下地行走。压疮评分为19分,跌倒坠床危险因子评分为6分,做好预防坠床跌倒宣教工作,家属陪护,注意安全。Barthel指数评定:轻度依赖,协助日常生活。深静脉血栓风险评估为低风险,汇报医生,嘱其多饮开水,保持大便通畅,指导双下肢踝泵运动,避免下肢静脉穿刺。予清淡、低脂、高蛋白、高纤维素、易消化饮食。

护士长:

　　小徐病史汇报得很详细,通过病史汇报,我们知道了该患者入院诊断是"股骨颈骨折"。股骨颈骨折多发生于中老年人,以女性多见。股骨颈骨折的发生常与骨质疏松导致骨质量下降有关,导致患者在遭受轻微扭转暴力时即发生骨折。患者多因在走路时滑倒,身体发生扭转倒地,间接暴力传导致股骨颈发生骨折。那么,股骨颈骨折有哪些分类?

护师小王:

一、按骨折线部位分类

按骨折线部位分类,股骨头骨折可分为股骨头下骨折、经股骨颈骨折和股骨颈基底骨折。前两者属于关节囊内骨折,由于股骨头的血液供应中断,骨折不易愈合且易造成股骨头坏死。股骨颈基底骨折由于两骨折端的血液循环良好而较易愈合。

二、按 X 线表现分类

(1)内收骨折:指远端骨折线与两侧髂嵴两线的夹角＞50°的骨折。由于骨折面接触较少,容易再移位,故属于不稳定性骨折。

(2)外展骨折:指远端骨折线与两侧髂嵴两线的夹角＜30°的骨折。由于骨折面接触多,不容易再移位,故属于稳定性骨折。

三、按移位程度分类

按移位程度分类,股骨颈骨折常采用 Garden 分型,Ⅰ型为不完全骨折;Ⅱ型为完全骨折,但不移位;Ⅲ型为完全骨折,部分移位且股骨头与股骨颈有接触;Ⅳ型为完全移位骨折。

护士长：

小王回答得很全面。该患者股骨颈骨折的临床表现有哪些？

责任护士小徐：

入院时患者右侧髋部轻度肿胀，压痛明显，右下肢外旋畸形，比左下肢短缩约 1cm，纵向叩击痛阳性，右髋部活动受限。

护士长：

对的，这些都是股骨颈骨折的典型症状，那患者是否有手术指征？

责任护士小徐：

根据 X 线判断，该患者骨折类型属于头下型，Garden Ⅳ型，有明确的手术指征。

护士长：

好，接下来说说人工全髋关节置换术有哪些适应证？

主管护师小胡：

人工髋关节置换手术适应证：老年人（年龄＞65岁）新鲜股骨颈骨折，断端错位明显者；陈旧性股骨颈骨折，股骨头或髋臼破坏出现疼痛，影响关节功能者；高龄患者（一般年龄＞70岁）股骨粗隆骨折，骨折粉碎严重，估计内固定失败可能性大，且患者有早期下地愿望；股骨头缺血性坏死，股骨头已塌陷变形，髋臼已有破坏者；骨性关节病，髋臼已有改变，有疼痛和功能障碍者；类风湿性关节炎及强直性脊柱炎，关节疼痛、畸形、活动受限，患者虽然年轻，但痛苦较大，对这种患者应放宽年龄限制，及早行全髋关节置换术；髋关节强直，未完全骨性强直的髋关节因有疼痛及畸形者；位于股骨头颈部或髋臼的低度恶性肿瘤；髋臼发育不良者。

护士长：

很好，行人工髋关节置换术前需要做哪些术前准备？

护士小叶：

（1）术前应完善常规化验、心电图、胸片、双髋关节正侧位片、心脏彩超（年龄≥65岁）等检查。

（2）术前请患者自备：①一次性中单；②助步器（可至各大药房购买）；③术后翻身用的枕头、被子。

（3）如有高血压、糖尿病、心脏病、慢性肾病等相关疾病需要长期服用药物（特别是阿司匹林片、华法林片、激素类药物），或者曾经做过其他手术，或有过敏史，需告知医师，在医师指导下使用药物；如有牙龈、咽喉疼痛等炎症及手足及股癣，需先治疗再手术。

（4）手术前晚上可能需服用止痛片，可减少术后疼痛，手术中注射止痛药物，术后继续服用消炎止痛类药物，以利于术后进行良好的功能锻炼。如无特殊情况，可不使用止痛泵。

护士长：

术后该如何放置体位，如何翻身？

实习生小梦：

患者术后平卧时应该保持患肢外展、中立位，可在两腿间放置"T"型垫，翻身时两腿之间夹一软枕，以避免患肢内收或脱位。术后第一天（引流管拔除后），可逐渐摇高床头，由30°开始，逐渐过度到90°，但不能超过90°。术后平卧或健侧卧位（中间放置软枕），拆线后切口处无明显疼痛后（1个月左右）可患侧卧位。

护士长：

如何正确放置便盆？

护士小叶：

患者仰卧位,健肢屈膝,上肢屈肘并着力于床面,行抬臀运动,臀部抬起足够高度并避免患肢的外旋和内收动作。

护士长：

术后患者没有特殊原因的,一般在术后第二天、第三天即需开始练习站立和行走。前面小徐提到,施婆婆已经下地行走,那么我们又该怎样指导患者离床站立和坐下呢?

主管护师小胡：

首先需要有家属陪同,将助行器放在术侧腿旁,向床边移动身体,将术侧腿移到床下,防止术侧髋外旋,健侧腿顺势移到床下,然后将身体转正,扶助行器站立。

坐下之前需要准备好有靠背和扶手的椅子,加坐垫,患者看好位置,双手扶稳,缓缓坐下。坐下时屈髋不能超过90°,所以要坐较高的椅子(椅子高度以高于患者的膝盖为准)。站立时,先从椅子上站起,身体先挪到椅子旁,患肢放在前面,健侧腿承受大部分体重。

护士长:

嗯,对的。那下面请我们的施婆婆来回答下,使用助行器行走的步骤。施婆婆您来说说看?

施婆婆:

好的,护士长,今天我刚刚行走过。康复医生和责任护士小徐都和我讲过好多遍的,你听听对不对? 首先,助步器先放前一步距离→这个脚(患肢)走一步→然后再这个脚(健肢)跟上。对不对啊? 护士长。

护士长:

对的,您说得非常正确。谢谢您,施婆婆。您在行走的时候一定要注意不要跌倒,穿防滑的鞋,身边一定要有家属陪着您。还有,如果您觉得头晕或者有什么不舒服的时候不能硬撑,及时告知医护人员。虽然锻炼很重要,但是我们一定要循序渐进地来进行康复锻炼。

施婆婆:

谢谢你,护士长。我知道了。

护士长：

前面我们反复提到屈髋不能超过90°，目的主要是防止假体的脱位。那么，该如何辨别和处理髋关节置换术后假体脱位？

护师小王：

假体脱位时，患者感患肢疼痛剧烈，双下肢长度不同（患肢缩短），呈过度外旋位，关节囊处空虚感。一旦发生脱位，应立即制动患肢，安慰患者，并通知医生进一步处理，复查 X 线片，送手术室复位，术后患肢予持续皮牵引，做好牵引护理。

护士长：

髋关节置换术后易发生深静脉血栓的原因是什么？如何预防、指导和观察？

主管护师小胡：

导致深静脉血栓发生的三个主要原因是血流减慢、血液高凝状态、血管壁损伤。预防：术后早期活动有助于改善血液循环，也可给予肢体按摩。术后第三天，按照指南使用利伐沙班片或低分子肝素针预防深静脉血栓，使用时间一般为

5周左右,这些药物可引起牙龈出血、皮下淤青等。鼓励患者麻醉苏醒后即开始做双下肢、股四头肌等长收缩锻炼,踝泵运动,这是预防深静脉血栓形成的有效措施。护理工作中应注意观察患肢的感觉、色泽、肢端动脉搏动情况,如出现下肢肿胀、肢端温度降低、皮肤发绀、疼痛加剧,应警惕栓塞的发生。如患者突然出现呼吸困难、口唇发绀,应警惕肺栓塞的发生。做好抗凝药使用的指导:如患者出现牙龈出血、皮肤出血点、贫血、恶心等现象,及时与医生沟通。

护士长:

踝泵运动怎么做?

护士小叶:

踝泵运动分为屈伸和绕环2组动作。

屈伸动作:患者躺或坐在床上,下肢伸展,大腿放松,缓缓勾起脚尖,尽力使脚尖朝向自己,至最大限度时保持10s,然后脚尖缓缓下压,至最大限度时保持10s,然后放松。

绕环动作:患者躺或坐在床上,下肢伸展,大腿放松,以踝关节为中心,脚趾做360°绕环,尽力保持动作幅度最大绕环,可以使更多的肌肉得到锻炼。完成一组动作,稍休息后可再次进行下一组动作。反复屈伸踝关节,最好每次练习5min,一天练5~8次。

护士长：

如何做好髋关节置换术后患者的日常生活指导？

实习生小梦：

一、生活指导

（1）不弯腰穿鞋。

（2）不蹲位如厕。

（3）不跷二郎腿，不盘腿。

（4）不健侧卧位时压旋患肢。

（5）不坐在床头取床尾物品，即坐位时避免身体前倾。

（6）不坐矮凳。

（7）上下楼梯时，健腿先上，患腿先下。

（8）步行时，单拐应放在健侧。

二、注意事项

（1）上楼梯时，拐杖先上→健侧脚上→患侧脚上。下楼梯时，拐杖先下→患侧脚下→健侧脚下。

（2）预防感染，向患者详细说明术后行患肢功能恢复锻炼、防止人工髋关节脱位的重要性。以后如有需要行拔牙、胃肠镜等有创检查或手术，或者发生牙龈、咽喉疼痛等炎症情况应向医生说明曾行关节置换，必要时使用抗生素，以减少置换关节血源性感染风险。

（3）乘飞机安全检查时，出示医疗证明。

（4）注意合理调节饮食，控制体重，减少人工关节磨损及跌倒。

（5）避免进行打球、登山、慢跑、户外骑车、跳舞、打乒乓等运动。

（6）可以进行散步、游泳、打保龄球、骑固定自行车等运动。

（7）加高床、椅、坐厕的高度，座椅两边加扶手。

（8）尽量睡硬板床。

（9）穿松紧鞋、松裤，知晓正确穿脱鞋的知识。

（10）避免髋关节屈曲超过90°，尽量减少患髋的负重。

（11）从地上拾物需患肢屈膝跪地。

三、出院术后随访

从手术当日算起，术后1.5个月、2个月、3个月、半年、一年复查1次，以后每年随访1次。

护士长：

好的，我总结一下今天的查房。这次查房我们主要学习了髋关节置换术的适应证，围手术期的注意事项，康复锻炼及假体脱位、日常生活指导等的知识。我们说了那么多，希望您对自己的疾病康复有一定了解。好的，施婆婆，今天打扰您这么久,非常感谢您的配合,您先好好休息。

(徐小郁)

参考文献

[1]包良笑,肖军,李涛,等.不同助行方式对人工全髋关节置换术后患者假体早期稳定性的影响[J].中华护理杂志,2016,51(6):655-658.

[2]蔡宇,周华军,程文俊,等.加速康复外科联合标准化康复路径在全髋关节置换术治疗老年股骨颈骨折患者中的应用[J].中华创伤骨科杂志,2016,18(8):673-678.

[3]高娜,佟冰渡,姜英,等.系统化三防三位护理措施在预防不同疾病行人工髋关节置换术患者假体脱位中的应用效果[J].中华现代护理杂志,2017,23(15):2015-2018.

[4]甘玉云,李伦兰,代极静,等.电话干预对人工髋关节置换术后患者出院后功能锻炼依从性的影响[J].中国实用护理杂志,2016,32(18):1392-1395.

[5]胡白露,张敏,刘慧,等.人工髋关节置换术的护理[J].实用临床医药杂志,2017,21(10):87-90.

[6]姜会枝,吴玉红.姜醋泥穴位贴敷对全麻下髋膝关节

置换术后恶心呕吐的临床研究[J].中国实用护理杂志, 2017,33(16):1259-1261.

[7]刘迎春,彭贵凌.基于风险评估策略下分层护理干预在老年髋关节置换术患者中的应用研究[J].中国实用护理杂志,2017,33(9):669-672.

[8]李薇,宋雪.不同助行方式对人工全髋关节置换患者术后假体早期稳定性的影响[J].中华现代护理杂志,2017,23(3):386-388.

[9]熊美玲.家属参与式延续性护理干预对人工全髋关节置换术患者康复的影响[J].国际护理学杂志,2017,36(17):2327-2330.

[10]史燕燕,张敏,王秋菊.延续护理在老年患者髋关节置换术后康复中的应用效果[J].中华现代护理杂志,2016,22(13):1871-1874,1875.

[11]田凤英.早期康复护理改善全髋关节置换术后髋关节功能的效果分析[J].中国现代医生,2016,54(8):154-156,160.

[12]汤舜銮,郑义君,肖智真.Orem自理模式对人工髋关节置换术老年患者髋关节功能恢复的影响[J].现代临床护理,2016,15(7):19-21,22.

[13]王文慧,张利峰,李信欣,等.髋关节置换术后患者不同时期关节功能变化及其影响因素研究[J].中华护理杂

志,2017,52(6):649-653.

[14]徐雅萍,王焕军,刘雨,等.精细化管理在髋膝关节置换患者围术期排尿管理中的应用[J].中华现代护理杂志,2016,22(31):4465-4467.

[15]殷梅平.综合护理干预在全髋关节置换术后老年患者中的应用[J].护理研究,2017,31(23):2931-2933.

[16]周珠莺.阶段性护理在人工髋关节置换术患者髋关节恢复中的应用[J].实用临床医药杂志,2017,21(18):169-170,179.

案例十二　骨牵引

【**查房内容**】骨牵引患者的护理
【**查房形式**】三级查房
【**查房地点**】病房、示教室

护士长：

牵引术（traction）是骨科常用的治疗方法,是利用牵引力和反牵引力作用于骨折部位,达到复位或维持复位固定的治疗方法。今天,我们对1例骨牵引病例进行护理查房,希望通过这次查房,大家都有新的收获。

朱先生,您好,我们今天就您的病情进行护理查房,目的是让大家学习关于您病情的相关知识,您从中也可以了解自己疾病治疗的一些相关注意事项。现在打扰您一下,在查房过程中可能还需要您的配合,可以吗?

患者朱先生：

可以,护士长,我一定会好好配合你们的。

护士长：

太感谢您了！那么，首先请责任护士小陈来汇报一下患者的病史。

责任护士小陈：

患者朱先生，27 岁。于 2h 前不慎跌倒，随即左小腿疼痛、肿胀、活动受限，伤时无昏迷、恶心、呕吐、胸闷、呼吸困难。遂于我院急诊就诊，查 X 线片示"左侧胫腓骨中上段粉碎性骨折"，为进一步治疗，急诊以"左胫腓骨骨折"收入院。入科查体：患者左膝关节无肿胀，活动度正常，左小腿近中段肿胀明显，可及骨擦感，存在反常活动，活动受限，足背动脉搏动良好，肢端血运好，双侧下肢皮肤感觉对称，肌力 V 级。

护士长：

病史讲到这里，我们应该注意些什么？

责任护士小周：

我们应注意患者胫腓骨骨折是否伴有腓总神经损伤，胫前、胫后动脉损伤，胫前区和腓肠肌区张力是否增加，因为骨折引起的并发症往往比骨折本身所产生的后果更严重。检查时，应将足背动脉的搏动、足部感觉、踝关节及跛趾能否背屈活动作为常规记录。

责任护士小王:

护士长,我补充一下,我们在观察患者病情时还要注意,胫骨上 1/3 骨折移位,易压迫腘动脉,造成小腿下段严重缺血坏死。胫骨中 1/3 骨折淤血潴留在小腿的骨筋膜室,增加室内压力造成缺血性肌挛缩。胫骨中下 1/3 骨折导致滋养动脉断裂时,易引起骨折延迟愈合。

护士长:

大家回答得很好,我们请小陈继续介绍患者病史。

责任护士小陈:

患者因"左胫腓骨粉碎性骨折",患肢明显肿胀,医生遂在床旁,利多卡因局麻下,行跟骨骨牵引术,过程顺利,患者未诉特殊不适。术后以 4kg 持续牵引,并予消肿、止痛等对症治疗。

现患者左跟骨在骨牵引下趾端血运活动好,左小腿轻度肿胀,左足背动脉搏动良好,双侧下肢皮肤感觉对称,肌力 V级。目前,患者主要的护理问题是:①疾病相关知识缺乏;②患者生活自理能力下降;③有发生深静脉血栓、压疮等并发症的可能。

护士长：

小陈病史汇报得很详细，通过病史汇报，我们知道了朱先生入院诊断是"腓骨粉碎性骨折"。通常患者骨折后，医生会选择石膏托或夹板进行患肢的固定，那么针对朱先生的治疗，医生为什么不用石膏托或夹板固定而要用跟骨骨牵引，这种有创操作呢？

护师小钱：

这是因为粉碎性胫腓骨骨折的骨断端很不稳定，复位后不易维持良好对位，并且当骨折部有伤口、皮肤擦伤和肢体严重肿胀时，必须密切观察患肢情况，不能立即以石膏托或夹板固定，最好用跟骨持续牵引。

患者朱先生：

原来我还有些弄不清楚为什么我的病一定要做骨牵引，现在我终于明白了。

护士长：

既然说到了骨牵引，那么骨牵引的适应证和禁忌证有哪些？

护师小乐：

一、骨牵引的适应证

（1）成人长骨不稳定性骨折,如斜行、螺旋形、粉碎性骨折,以及因肌力强大容易造成移位的骨折,如股骨、胫骨、骨盆、颈椎骨折。

（2）骨折部的皮肤有损伤、擦伤、烧伤及部分软组织缺损或有伤口时。

（3）开放性骨折感染或战伤骨折。

（4）合并胸、腹或骨盆部损伤,需密切观察而肢体不宜做其他固定者。

（5）患肢合并血液循环障碍,如小儿肱骨髁上骨折、有下肢静脉曲张者,以及暂不宜采用其他方法固定者。

二、骨牵引的禁忌证

血液循环受累如静脉曲张、慢性溃疡、皮炎、血管硬化或其他血管病者,以及穿针局部皮肤感染者禁用骨牵引。

护士长：

对,那么谁来说一下骨科有几种牵引方法?

护士小张：

骨科的牵引方法包括皮牵引、骨牵引和兜带牵引。皮牵引是利用包捆于患肢皮肤上的牵引带与皮肤的摩擦力,通过滑轮装置及肌肉在骨骼上的附着点,将牵引力传递到骨骼,又称间接牵引。骨牵引是将不锈钢针穿入骨骼的坚硬部位,通过牵引钢针直接牵引骨骼,又称直接牵引。兜带牵引是利用布带或海绵兜带兜住身体突出部位,对其施加牵引力。

实习护士小洪:

老师,我听病史汇报中有骨牵引重量的记录,能介绍一下牵引的重量吗?

主管护师小王:

皮牵引重量一般不超过5kg。骨牵引者的牵引重量应根据患者的病情、骨折部位和体重确定。股骨髁上及胫骨结节牵引维持的牵引重量一般为体重的1/7或者1/8;年老体弱者、肌肉损伤过多或有病理性骨折者牵引重量一般为体重的1/9;一般成人跟骨牵引的牵引重量为4~6kg,颅骨牵引重量一般为6~8kg,不超过15kg。兜带牵引中,枕颌带牵引卧床持续牵引时一般重量为2.5~3kg,骨盆悬吊牵引重量以将臀部抬离床面2~3cm为准。

实习护士小柳:

老师,如果患者因牵引而疼痛,可以减轻重量吗?

护师小冯：

这是不可以的,牵引重量不可随意加减。护理人员不能为了护理上的方便,随意将重量提起放在椅子上或床上。有时由于种种原因,使原来悬空的重量不再悬空,都会使牵引重量丧失,失去牵引作用。有的患者牵引之后主诉患处疼痛不适,要求去除牵引或将牵引重量自行减轻,这都是不可以的。骨折牵引重量的加减,对病情及治疗影响很大,一定要根据病情加减重量,随意减小重量,可影响畸形的矫正和骨折复位,加大重量,又会导致过度牵引,造成骨折不愈合。

实习护士小徐：

老师,牵引有时间限制吗?

护师小钱：

有的,皮牵引一般时间为2～3周,骨牵引一般不超过8周,骨盆悬带牵引为4～6周。

护士小邵：

老师,患者持续牵引后是不是只要患者舒适就好? 对体位有没有什么要求吗? 重要吗?

主管护师小周:

对患者牵引后的体位是有要求的。因为牵引时肢体的位置是否正确与肢体功能恢复有很大关系。骨牵引时应保持患者身体长轴处于床纵中轴上,患肢外展20°～30°,呈外展内旋位。而在牵引中最容易发生的错误往往是上半身偏离床的中线,移位到患侧对边的床边上,形似外展,实为患肢与上半身处于一条水平线上,而没有达到外展的目的。牵引重锤必须悬空,牵引绳要与患肢长轴平行,防止断裂或滑脱。骨盆悬带牵引的高度以离床2～3cm为宜。

护士小邵:

哦,原来牵引体位这么重要。那么老师,接受牵引的患者也需要进行功能锻炼吗?

主管护师小戴:

当然需要,牵引过程中应鼓励患者进行功能锻炼。早期进行患肢肌肉舒缩活动,防止患肢和未牵引肢体肌肉的出现失用性萎缩,保证关节软骨新陈代谢的正常进行,防止关节僵硬和疼痛。我们在牵引过程中,需定时协助患者起坐,鼓励患者利用牵引床上的拉手抬起身,协助并督促患者进行肌肉舒缩运动、踝关节及足趾的背伸跖屈活动。

护士长：

很好,那谁来归纳一下,患者行牵引后,我们要如何护理?

主管护师小王：

（1）对新牵引的患者,尤其是皮肤牵引患者,应密切观察患肢的血液循环。患肢肢端可因局部包扎过紧、牵引重量大而压迫血管、神经,导致青紫、肿胀、发冷、麻木、疼痛等感觉运动障碍,应仔细检查,及时报告,解除压迫。

（2）加强对牵引装置的检查。为保持反牵引,牵引床脚要垫高15～30cm。同时密切观察牵引效果,注意牵引肢体的位置和力线是否恰当,牵引绳索和足趾是否被压住,滑轮是否滚动等。需要保持牵引绳位置与大腿纵轴平行,不得随意增减牵引重量,避免牵引锤坠地,加韧牵引绳索,避免在牵引治疗过程中绳索突然断裂,造成不必要的损伤。

（3）为保持牵引效能,需经常检查有无阻挡牵引的情况。①被服、用物不可压在牵引绳上。②牵引绳不可脱离滑轮,牵引绳要与患肢在同一条轴线上。③在牵引过程中,身体过分的向床头、床尾滑动,以至头或脚抵住了床头和床尾栏杆,而失去身体的反牵引作用,应及时纠正。④牵引的重量是根据病情决定的,不可随意放松或减轻。牵引重量应保持悬空,如坠落在地上或旁靠床栏上,都会失去牵引作用,也应及时纠正。

（4）牵引时注意骨突处皮肤有无破损，保持床单干燥平整，定时翻身，并观察受压部位皮肤情况，避免压疮发生。

（5）预防针眼感染。在行骨牵引术后，要加强对针眼处的检查，观察是否有渗血，及时更换敷料。同时用75％乙醇溶液对针眼处进行消毒。若牵引针发生偏移，应立即检查导致偏移的原因，不可随意将牵引针推回去，而是要遵医嘱进行严格消毒处理后再送回，避免骨髓炎的发生。

护士长：

归纳得很全面，骨牵引针眼与外界相通，如护理不当极其容易出现感染，那么针眼感染分几级？

主管护师小周：

针眼处无红肿、疼痛或渗液为无感染发生。当针眼处发生红肿、疼痛、渗液时，可采用Checketts-Otterburn感染分级标准进行感染等级判断。

Checketts-Otterburn感染分级标准根据临床症状和可能产生的结果或处理措施分为6个等级，Ⅰ～Ⅲ级为轻度感染，Ⅳ～Ⅵ级为重度感染。

Ⅰ级：针眼周围有轻微红肿并伴有少量渗出，需要进行针眼护理。

Ⅱ级：针眼处皮肤红肿伴渗出和疼痛，需要加强针眼护理并短期使用抗生素。

Ⅲ级：针眼处症状与Ⅱ级相同，但针眼护理和短期使用抗生素已经无法控制感染。

Ⅳ级：严重的软组织感染，出现牵引针的松动，必须去除牵引。

Ⅴ级：除存在严重的软组织感染外，X线片显示已发生骨髓炎，需先去除牵引，再进行感染的控制。

Ⅵ级：在去除外固定支架，并进行全程的治疗后，针道开始愈合，但需要定期切开引流，切除感染的软组织和骨质。

护士长：

说得很好，牵引针眼一旦发生感染，牵引就很难继续，这不但会延误治疗时间，还会增加患者生理和心理上的痛苦，同时加重患者的经济负担。因为跟骨为松质骨，血运丰富，跟骨外侧缺少有弹性的软组织，置入牵引针后，足跟可极度肿胀，踝后沟变浅，整个后足部易发生肿胀压痛、瘀血，较股骨髁上、胫骨结节更易发生针眼感染，重者可导致骨髓炎。因此，牵引针眼的护理至关重要，针眼护理的目的是预防针眼感染，保证骨牵引能正常进行，直至骨痂稳定生长。针眼护理溶液的选择是针眼护理中的关键，护理溶液既要有消毒灭菌作用，又要尽量减少对针眼周围皮肤的损伤，尤其是对针眼处皮肤黏膜的刺激。现在我们在用的针眼护理溶液有哪些？

护士小刘：

这个我知道，我们现在在用的有75％乙醇溶液、聚维酮碘溶液、醋酸氯己定（洗必泰）溶液。

护士长：

对，那我们为什么选用这些溶液？

护师小冯：

75％乙醇溶液是最传统的，也是目前主流教材推荐采用的溶液，其通过使菌体蛋白凝固、变性而发挥作用，适用于皮肤消毒。

聚维酮碘溶液是一种对各种致病菌、病毒、真菌及芽孢均具有强大杀伤力的消毒液，能直接接触皮肤、黏膜、创面，具有水溶性，对组织刺激性小。

醋酸氯己定是一种溶菌酶的抑菌剂，对细菌具有广谱抑制作用，被广泛运用于临床上对皮肤黏膜的消毒中。

护士长：

从各位的回答看得出来大家都进行了学习。那大家再说说骨牵引的常见并发症有哪些？又该如何护理？

护师小乐：

一、血管和神经损伤

血管和神经损伤多是骨牵引穿针时判断不准确导致的。骨牵引后，需密切观察创口敷料的渗血情况、肢体末梢的血运情况、患者生命体征及肢体运动情况。颅骨牵引还可能因牵引针钻太深导致患者出现颅内出血，因此术后应密切关注患者的意识、神经系统检查情况等；当颅骨牵引过度时还可能损伤舌下神经、臂丛神经等，患者表现出相应神经被损伤时的症状，如吞咽困难、伸舌时舌尖偏向患侧、一侧上肢麻木等。

护师小钱：

二、压　疮

患者由于长时间卧床，骶尾部长期受压，血液循环差，易发生压疮。入院后即安置卧牵引床，老年患者加用防压疮的气垫床。根据病情，指导患者经常抬高臀部，可以利用吊环，双手握住吊环抬高臀部，或双手支撑床沿，抬高臀部，每日数次，每次坚持5～10s；也可指导患者双手垫在腰背部、臀部，减轻臀部皮肤受压，以利于局部血液循环。保持皮肤及床单的清洁干燥，床上无碎屑，每日用温水擦身2次。患者受牵引装置的影响,患肢足跟长期受压,也易发生压疮,可自制毛巾垫,把72cm×33cm毛巾折成18cm×11cm×3cm的毛巾垫,垫在患肢后踝部位,既符合人体的生理弧度,又可使足跟悬空,减少足跟压力,悬空与不悬空2h交替一次,以达到预防压疮的目的。对于牵引患者还要做好受压及骨突处皮肤的定时检查。

护师小刘:

三、便 秘

患者由于长期卧床,肠蠕动减弱,易发生便秘。给予清淡易消化食物,多食新鲜蔬菜和水果,多饮水,每日饮水量达2000mL。指导患者每日按摩腹部,先由右下腹至右上腹,再由左上腹至左下腹达耻骨联合上方。经上述处理无效者,用缓泻剂开塞露,仍无效者可口服乳果糖。

主管护师小戴:

四、坠积性肺炎

骨牵引患者由于卧床时间长,肺活量减少,肺功能低下,咳嗽反射差,痰不易咳出,易导致坠积性肺炎的发生。保持病室安静、整洁、舒适、光线充足、空气流通、温湿度适宜,指导患者有效咳嗽、咳痰,为其叩背,可改善呼吸功能,预防肺部感染。如先进行几次深呼吸,然后屏住呼吸,用力连续2次短促咳嗽,再用力将痰从深部咳出。痰黏稠不易咳出者,可用雾化吸入。

护师小冯:

五、泌尿系统感染

患者因长期卧床,活动量减少,抵抗力低下。告知患者保持会阴部清洁,每日用温水擦洗会阴2次,鼓励其多饮水,每日饮水量达2000mL以上,达到生理冲洗的目的。及时排空尿液,促进细菌排出,预防泌尿系统感染。留置导尿管的患者需对会阴部进行消毒每日2次,经常更换内裤,保持外阴部清洁,保持床单清洁干燥,保持尿袋低于膀胱位,防止逆行感染,尽早拔管。

护师小张:

六、关节僵硬、肌肉萎缩

肌肉萎缩有关的并发症最常见的是足下垂,主要与腓总神经受压、患肢缺乏功能锻炼有关。下肢水平牵引时,踝关节呈自然足下垂位,加之关节不活动,会发生跟腱挛缩和足下垂。因此,下肢水平牵引时,应在膝外侧垫棉垫,防止压迫腓总神经。应用足底托板将踝关节置于功能位。若病情允许,应定时活动踝关节,预防足下垂。下肢骨牵引当日即可进行健肢、患肢的功能锻炼。患肢在早期局部肿胀、疼痛明显,应指导患者进行股四头肌舒缩活动,每日3～4次,每次20～30组。练习踝关节和足趾的背伸跖屈运动,继而活动膝关节,1周内以肌肉收缩为主,2周时可做远端关节屈伸运动,3～4周时可增加关节活动幅度和范围,但应避免不利于骨折愈合的活动。功能锻炼遵循循序渐进的原则,以不疲劳、患肢不剧痛为宜。

主管护师小周:

七、牵引针眼感染

牵引针眼感染是操作时未严格执行无菌操作技术、反复穿刺、未及时清除针眼处积血及分泌物或牵引针滑动导致的。要保持牵引针眼处干燥、清洁。针眼处不需覆盖任何敷料,每日用75％乙醇溶液消毒2次。针眼处如有分泌物或痂皮,应用棉签将其擦去。分泌物清除不及时、牵引针移位,或又因针眼接触外界,微生物在此停留、繁殖,都会大大增加针眼感染风险。注意牵引针有无发生左右偏移,如有偏移,不可随手将牵引针推回,应用碘酊和75％乙醇溶液消毒后调至对称。

主管护师小戴:

八、深静脉血栓

患者因长期卧床,血液循环减慢,容易引起深静脉血栓。指导患者抬高患肢以利于静脉回流;教会并督促患者进行踝关节及足趾的背伸跖屈运动及股四头肌的静止性伸缩,以消除瘀滞;同时,还要做好足部保暖工作。牵引患者因不宜盖严被服,牵引的肢体可因寒冷而易使气血不和。因此,冬天可以给牵引肢体套上长棉袜以保暖。

护士长:

大家对骨牵引的并发症的预防掌握得很不错。希望在实际工作中我们能按照前面所讲的来做,让每一位患者都能得到高质量的护理服务。

最后,我总结一下今天的查房。这次查房,我们主要学习了骨牵引的相关内容,并且对预防针眼感染的护理措施进行了重点学习。近年来,骨牵引患者每日进行针眼护理评估,护士根据渗出的情况进行个性化的针眼护理,使护理工作更具科学性。希望通过今天的查房,大家能巩固骨牵引的相关护理知识。

责任护士小陈:

朱先生,今天打扰您这么久,非常感谢您的配合,希望我们的这次查房对您有所帮助。您好好休息,我等会再来看您。

（陈　莺）

·················· 参考文献 ··················

[1]陈亚月,刘智慧.骨科牵引患者的临床护理[J].医药前沿,2016,6(32):287-288.

[2]杜克,王守志.骨科护理学[M].北京:人民卫生出版社,1995:270-281.

[3]李乐之,路潜.外科护理学[M].5版,北京:人民卫生出版社,2013:648-652.

[4]刘梅,陆希,陈曦,等.醋酸氯己定碘消毒液在跟骨牵引患者针眼护理中的应用[J].中华现代护理杂志,2017,23(2):209-211.

[5]刘颖清,王锐霞.骨牵引患者针孔感染危险因素及护理方式的研究进展[J].中国医药导报,2017,14(13):46-49.

[6]刘冬娇,徐习,刘娟,等.骨牵引针眼护理的现状与展望[J].解放军护理杂志,2016,33(16):37-39.

[7]王宛华.骨牵引患者的护理体会[J].中国实用医药,2012,7(34):204-205.

[8]胥少汀,葛宝丰,徐印坎.实用骨科学[M].北京:人民

军医出版社,2012:291-298.

[9]袁亚娟,丁红英,吴刘萍.下肢骨牵引患者常见并发症的预防及护理[J].现代中西医结合杂志,2008,17(8):1264-1265.

[10]张润霞,邓小平,崔宗丽.牵引患者并发症防治及护理要点[J].河南外科学杂志,2005,11(6):103-104.

[11]Checketts RG, Otterburn M, Maceachern G. Pin track infection: definition, incidence and prenention[J]. Int J Orthop Trauma, 1993, 3(Suppl 3):16-18.

案例十三　糖尿病足

【查房内容】糖尿病足患者的临床表现、溃疡分级、治疗及预防
　　　　　护理
【查房形式】三级查房
【查房地点】示教室

护士长：

　　糖尿病足是因下肢远端神经异常和不同程度的血管病
变导致的足部感染、溃疡和(或)深层组织破坏。今天,我们
对1例糖尿病足病例进行护理查房,希望通过这次查房,让大
家对糖尿病足有充分的了解。

　　王先生,您好,今天我们将对您的病情进行一次护理查
房,目的是让大家学习糖尿病足的相关知识,同时,您也可以
从中了解有关于您的疾病的一些注意事项,希望您能配合我
们,可以吗?

患者王先生：

　　当然可以,我一定积极配合你们。

责任护士小陈：

患者王先生,63岁,退休。2个月前在家中不慎被烫伤左足跟,出现水疱,当时未重视,随后逐渐出现水疱破溃,无红肿疼痛,当时未治疗。近1个月来破溃逐渐加重,伤口周围发黑伴渗出,自行口服抗生素未见好转,来我院门诊就诊,拟"左足糖尿病足伴感染"收住入院。患者有糖尿病史15年,平时服用盐酸二甲双胍(格华止)0.5g/次,格列齐特缓释片30mg/次,1次/d,血糖控制良好。入院时生命体征平稳,左足跟部皮肤溃烂,面积约为5cm×6cm,创面污染较重,周围红肿,伤口可见少量脓性渗出,左足背动脉未及,趾端血运可。医嘱予糖尿病饮食,抗炎、营养神经等对症治疗,并予左足跟换药1次。入院后,患者血糖控制不佳,请内分泌科会诊后予门冬胰岛素针＋甘精胰岛素针注射治疗。血糖稳定后,于2017年7月27日,行"左足清创、负压封闭引流术"。2017年8月3日,行"清创,左足跟负压封闭引流术"。2017年8月10日,行"左大腿取皮,左足跟游离皮片移植术、负压封闭引流术"。2017年8月16日,拔除负压引流管,现患者左足跟植皮处包扎敷料干燥,左大腿取皮处包扎敷料干燥,左下肢趾端血运情况好,左下肢活动好。患者现存的主要护理问题有:①疼痛。②躯体活动障碍。③皮肤完整性受损。④自理缺陷。⑤潜在并发症为感染、高血糖、低血糖。

患者王先生：

我只是不小心烫伤了，没想到会变得这么严重，还做了3次手术，真是吃尽了苦头。

护士长：

是的，不过现在您的病情已经稳定了，小陈刚才对王先生的病情汇报得非常详细。那么，糖尿病足的临床表现有哪些呢？

护师小王：

糖尿病足的临床表现可以分为神经病变表现和下肢缺血表现。神经病变表现为患者皮肤干而无汗，肢端刺痛、灼痛、麻木、感觉减退或缺失，呈袜套样改变，行走时有脚踩棉絮感。下肢缺血表现有皮肤营养不良、肌肉萎缩，皮肤干燥弹性差，皮温下降，色素沉着，肢端动脉搏动减弱或消失。糖尿病足患者还可合并右下肢间歇性跛行症状，随着病变进展，可出现静息痛，趾端出现坏疽，足跟或跖趾关节受压部位出现溃疡，部分患者可发展为肢体感染。

护士长：

对，糖尿病足的表现为感染、溃疡和坏疽。那么，针对不

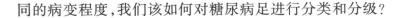

同的病变程度,我们该如何对糖尿病足进行分类和分级?

护士小朱:

糖尿病足溃疡依据溃疡的病因进行分类可分为神经性、缺血性和混合性溃疡。神经性溃疡患者通常表现为患足麻木、感觉异常、皮肤干燥,但皮温正常,足部动脉搏动良好。病情严重者可发展为神经性关节病(Charcot 关节病)。神经-缺血性溃疡同时具有周围神经病变和周围血管病变特征,糖尿病足患者以此类居多。患者除了有神经性溃疡症状外,还有下肢发凉感、间歇性跛行、静息痛等,且患者足背动脉搏动减弱或消失,足部皮温降低,在进行清创换药时创面渗血少。单纯缺血性溃疡患者无周围神经病变,以缺血性改变为主,较少见,需根据症状、体征及相关检查排除周围神经病变后方可诊断。

糖尿病足坏疽依据坏疽的性质分类可分为湿性坏疽、干性坏疽和混合性坏疽3种类型。糖尿病湿性坏疽发病人数较多。糖尿病湿性坏疽多由肢端循环和微循环障碍导致,常伴周围神经病变和患足感染,局部常有红、肿、热、痛、功能障碍等,严重者常伴有毒血症或败血症等临床表现。糖尿病干性坏疽发病人数较少,占糖尿病足坏疽总人数的5.0%,多发生于糖尿病肢端动脉及小动脉粥样硬化患者,粥样硬化致管腔狭窄或闭塞,局部血供障碍,最终导致缺血组织发生干性坏疽。混合性坏疽较干性坏疽稍多见,占糖尿病足坏疽总人数的15.2%,因肢端局部血供障碍引起干性坏疽,而病变另一部分合并感染所致。

主管护师小郁:

目前,临床上最为广泛的糖尿病足溃疡分级方法是Wagner分级。

0级:有发生足溃疡的危险因素,目前无溃疡。

1级:足部表面溃疡,无感染征象,突出表现为神经性溃疡。

2级:较深溃疡,常合并软组织感染,无骨髓炎或深部脓肿。

3级:深部溃疡,有脓肿或骨髓炎。

4级:局限性坏疽(趾、足跟或前足背),其特征为缺血性坏疽,通常合并神经病变。

5级:全足坏疽。

除了Wagner分级法,还有Texas分级法。Texas分级法从病变程度和病因两个方面对糖尿病足溃疡和坏疽进行评估,更好地体现了患者创面感染和缺血的情况,相对于Wagner分级在评价创面的严重性和预测肢体预后情况上更好。

(1)分　级

0级:足部溃疡史。

1 级:表浅溃疡。

2 级:溃疡累及肌腱。

3 级:溃疡累及骨和关节。

（2）分　期

A 期:无感染和缺血。

B 期:合并感染。

C 期:合并缺血。

D 期:感染和缺血并存。

护士长:

小朱和小郁对糖尿病足的分级说得非常详细,那么糖尿病足的高危因素有哪些?

主管护师小钟:

（1）高血糖:糖尿病患者因长期高血糖,导致小血管平滑肌细胞增生,毛细血管基底膜增厚,糖尿病性动脉硬化,血管腔变窄以致血栓形成,使微循环发生障碍,出现皮肤组织供血不足,且一旦发生感染,伤口难以愈合。

（2）血管病变:大血管和微血管病变、血液黏度高、高凝状态、下肢循环障碍等诸多因素使糖尿病患者的下肢动脉容易发生血管病变,导致管壁增厚、管腔狭窄。

（3）神经病变:神经病变会导致肢体末梢的保护性感觉

减弱或丧失,以及足部生物学的改变等,使机体缺乏对足部的保护措施,易引起机械的或温度的损伤,加上糖尿病患者易合并眼病,部分发生视力障碍的患者,在足部遭受外伤形成溃疡时,因不知晓而导致损伤加重。

（4）足受压:近年发现,足底承受压力的改变以及由此形成的胼胝是糖尿病患者发生足部溃疡的重要原因。当严重溃疡导致坏疽累及整个下肢时,则需要采取膝部以下截肢手术等治疗措施。

（5）感染:糖尿病足溃疡并非都一定存在感染,但一旦存在感染,病情都较复杂,常危及肢体生存甚至患者生命。有资料表明,足感染是25%～50%的糖尿病患者立即进行截肢手术治疗的直接原因。糖尿病患者由于机体免疫力低下、白细胞功能障碍易致感染。缺血的肢体更易发生感染,且多为革兰阴性菌、厌氧菌、葡萄球菌等细菌感染,感染后可使血液中促凝物质增多,局部氧耗增加,导致局部缺血加重而发生坏疽。

护士长:

那么,如何预防糖尿病足?

主管护师小李:

足部护理对于糖尿病足的预防和治疗至关重要。糖尿病患者应至少每年全面检查足部1次,包括感觉功能的改变、下肢血管状况等,高危足应每1~2个月进行1次全面的检查评估。

患者应学会足部检查,如有无皮肤颜色、温度改变、感觉异常、趾甲变形等,要及时、正确地求医,防止贻误病情。

另外,要保护足部避免受伤,注意足部卫生及鞋袜穿着,每天用39~40℃温水泡脚,时间以10min为宜,洗脚后用柔软、吸水性强的毛巾彻底擦干,注意擦干趾缝间的水迹,但切勿用力,避免任何微小的损伤。冬季洗完脚后,不要使用热水袋、电热器或直接烧火取暖。皮肤易干裂时,涂擦甘油或植物油,以保持皮肤柔软,减少胼胝的形成。

此外,患者对穿着合适的鞋袜对预防糖尿病足的重要性认识不足,普遍缺乏选择合适鞋袜的相关知识。糖尿病患者应选择圆头、厚底、系鞋带、面料柔软、透气性好的鞋子,鞋子不能过紧或过松,鞋子的长度要比患者的足大1cm,鞋的宽度依趾关节宽度大小而定,高度应该使足趾有一定的空间,要让患者处于站立位来评估,最好选择下午或傍晚时购鞋。避免穿尖头鞋、高跟鞋、硬皮鞋、塑料鞋、前后暴露的凉鞋,不赤足行走。新鞋要先试穿1~2h,适应后再逐渐增加穿着时间。剪指甲要小心,按时修剪并在泡脚后趾甲变软时再修剪,剪指甲不能太靠近皮肤,以免损伤甲沟皮肤导致感染。存在胼胝、鸡眼时,禁止乱用药或用手撕皮,可将足浸泡在肥皂水中,用砂子、浮石磨掉死皮。也可每晚用温水泡脚20min,再用纱布擦去表皮的方法治疗胼胝。

按摩足部可以改善足部微循环,并可经常观察足背动脉的搏动、弹性及皮肤温度。有研究报道,每日早、中、晚各进行1次足部按摩,每次30min,动作轻柔,从趾间开始向上按摩,可明显改善血液循环,患者行动不便时,可以让家属协助按摩。

毕格尔法是一种能有效促进下肢血液循环、提高足部感觉功能的方法。该方法分3步:①让患者平躺双腿上举,与床面呈60°～90°,保持30～120s,放下双腿。②将足垂至床沿下,直到足部发热或充血(2～5min)止,然后,踝部左、右、上、下活动3min。③平躺在床上,用毛巾包裹热水袋,温暖足部5min。每天反复约1h,年老体弱者由他人协助完成。避免下肢循环障碍。禁止吸烟,因吸烟会引起血管收缩,减少足部血液供应;注意保暖,因寒冷亦可使血管收缩,组织供血减少;坐时不要一条腿交叉压在另一条腿上,以免压迫封闭下肢血管。

护士长:

足部护理非常重要,还有补充的吗?

护师小倪：

还有饮食护理,指导患者遵循"三高一低"进食原则。同时进行运动锻炼,运动从小运动量、短时间开始,循序渐进,可安排在餐后1~1.5h运动,这是降低血糖的最佳时间,并有益于肥胖者减轻体质量。运动可每天进行1次或者每周进行4~5次,每次时间为30~60min,强度根据患者的身体状况和病情,以不疲劳为度。但注射胰岛素的患者不宜空腹(如注射胰岛素后或饭前)运动。

另外,护士要教会患者分辨和认识各种口服降糖药,掌握正确的服药方法和药物使用的注意事项。血糖监测也非常重要,指导患者定期监测血糖,以确保血糖控制在目标范围内。定期监测血糖还可以及时发现高血糖和低血糖。

还有,糖尿病足的病程时间长,患者对自身疾病承受能力亦对病情变化有着重要影响。只有糖尿病足患者情绪稳定,休息得当,机体抗应激能力增强,积极配合治疗,病情才能好转;否则,病足会持续恶化,最终只能截肢,给患者带来极大的心理压力,形成恶性循环。

因此,对某些因文化素质较低、缺少保健意识、对自己疾病无所谓、不注意自己足部情况的患者,应耐心介绍糖尿病的发病机制,增强患者对疾病的认识,让他们能积极配合治疗和护理。对某些思想负担重,表现为焦虑、恐惧的患者,针对这种心理,护理人员应主动、热情地与患者交谈,讲解疾病有关知识,关心和安慰患者,尽量满足他们的需求;教育患者多了解糖尿病足发生原因,帮助他们保持良好的心态;同时,做好家属工作,要求家属理解患者,从各方面帮助患者,使患者感到家庭的温暖,树立战胜疾病的信心。

护士长:

那么,对糖尿病足的治疗又有哪些方法呢?

主管护师小林:

一、一般治疗

(1)支持对症治疗包括限制活动、减少体重负荷,抬高患肢,以利于下肢血液回流等。

(2)严格控制血糖,积极纠正酮症酸中毒、低蛋白血症,控制心、脑、肾并发症,以及影响坏疽愈合的各种因素。对于缺血性足溃疡的治疗,除了传统的应用扩血管药物(如前列腺素、西洛他唑、盐酸消旋山莨菪碱)和活血化瘀的中药制剂(如灯盏花素片、参脉注射液)等药物治疗外,有人还在尝试其他能改善缺血的治疗手段,如高压氧治疗、血管再造术。对于高危糖尿病足患者,如不适合行动脉分流术,可应用呼吸足设施作为辅助治疗。血管重建和游离皮瓣移植联合手术适用于糖尿病周围血管病变造成的大面积软组织缺损伴骨骼、肌腱暴露者。

二、神经性足溃疡的治疗

（1）营养神经治疗：甲钴胺片、小牛血去蛋白提取物等药物可促进神经细胞核酸及蛋白质合成、促进轴索再生和髓鞘形成。

（2）水化纤维的应用：早在20世纪60年代，保持伤口湿润有利于创面愈合的观点已得到公认。近几年来，湿化疗法已被证实对促进慢性溃疡的愈合疗效显著。据报道，水化纤维的有效率达92%。

（3）真空封闭装置：研究显示，在糖尿病足患者术后开始应用此装置，溃疡伤口经外科清创后每48小时更换1次该装置，与盐水纱布湿敷的对照组相比，愈合时间明显缩短。

（4）自体皮瓣移植：是指将足背或足底的皮瓣反转移植到糖尿病足前端的缺损区域，以促进局部结构重建，适用于中等面积大小的皮肤溃疡。但自体皮瓣移植要求患者无慢性感染、病变未累及骨骼及无其他严重疾病。

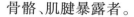

护士长：

小林回答得很好，但是王先生在入院的时候创面污染较重，周围红肿，伤口可见少量脓性渗出。那么，对糖尿病足合并感染的患者，我们要怎样治疗呢？

护师小俞：

（1）抗感染治疗：对于合并感染的患者，应尽量在局部处理前取分泌物进行细菌培养，根据药物敏感试验结果选用有效抗生素。在病原菌未知的情况下，可根据经验选用喹诺酮类、β-内酰胺类等广谱抗生素。但有时即使是根据药物敏感试验结果选用的抗生素，仍有10%～20%患者的感染不能得到有效控制，其原因可能与溃疡局部多种细菌混合感染，而有些细菌常规培养很难发现有关。国外有人报道，通过16SrDNA序列可检测到多种少见细菌的感染，如脆弱拟杆菌。

（2）粒细胞集落刺激因子（granulocyte colouystimulating factor，G-CSF）：中性粒细胞的抗菌作用有赖于氧自由基的产生。白细胞的趋化性和吞噬作用激活了氧化反应，在此反应中，形成了一些毒性代谢产物（如超氧原子）。糖尿病患者中性粒细胞的趋化作用、吞噬作用及氧化反应的活性、超氧化物的产生、细胞内杀伤性均存在缺陷。G-CSF是一种内源性造血生长因子，可促进中性粒细胞的终末分化和自骨髓的释放，从而增加中性粒细胞的数量。G-CSF可通过增加白细胞内超氧化物的产生来增强白细胞的作用。

（3）绝缘辐射热绷带：绷带对缺血软组织感染有一定治疗作用。有研究将该绷带加热至38℃，每天加热3次，每次1h，2次加热间隔1h，结果发现，实验组的局部皮温高于对照组,且表面细菌数明显减少。

护士长：

那对于局部的伤口,我们要怎样处理呢?

护士小杨：

要去除所有失活组织和胼胝,以全面暴露伤口,这样有利于充分引流脓液。主要清创方法有外科清创、蛆清创、酶清创和敷料清创等。清创后的伤口可局部外用当归紫草膏、生肌象皮膏等中药外敷以及成纤维细胞生长因子、重组神经生长因子、重组人血小板生长因子等,疗效显著。

患者王先生：

原来我的这个毛病还有这么多的学问,真的非常感谢你们在我住院期间对我的照顾。

护士长：

王先生,这些都是我们应该做的。现在我总结一下这次的查房,今天我们主要学习了糖尿病足的临床表现,如何分类、分级,以及高危因素有哪些,并对糖尿病足的治疗做了充分的了解,还重点学习了预防护理。另外,也非常感谢王先生的积极配合,谢谢您。

(李明敏)

参考文献

[1]常宝成,潘从清,曾淑范.糖尿病足的诊断和治疗[J].国外医学(内分泌学分册),2002,22(1):25-28.

[2]关小宏,李宝军,肖黎,等.糖尿病足流行病学及糖尿病足截肢(趾)的临床情况分析[J].中华损伤与修复杂志:电子版,2012,7(4):406-408.

[3]关小宏.糖尿病足病的治疗与预防[J].中华损伤与修复杂志(电子版),2015,10(2):98-102.

[4]关小宏.糖尿病足发展史[J].中华损伤与修复杂志(电子版),2011,6(4):509-515.

[5]国际血管联盟中国分会糖尿病足专业委员会.糖尿病足诊治指南[J].介入放射学杂志,2013,22(9):705-708.

[6]胡志辉,杨娟.糖尿病足溃疡的研究进展[J].医学临床研究,2012,29(9):1826-1828.

[7]黄少薇,陈永松,黄建英,等.糖尿病足的危险因素分析及护理干预对策[J].中国基层医药,2004,11(2):242-243.

[8]李明子,徐靖.糖尿病足高危患者及其足部护理状况

调查[J].中华护理杂志,2007,42(10):879-881.

[9]李晓,王玉华.糖尿病足的预防护理概况[J].检验医学与临床,2012,9(17):2206-2208.

[10]李莎,吕丽芳,钟晓卫.糖尿病足相关危险因素十年调查分析[J].中国全科医学,2010,13(23):2539-2542.

[11]王玉珍,许樟荣.第五届国际血管外科暨第一届国际糖尿病血管疾病会议(糖尿病足部分)纪要[J].中华糖尿病杂志,2005,13(2):152-153.

[12]许樟荣.于世界糖尿病日重谈糖尿病足的诊治与预防[J].中华内分泌代谢杂志,2005,21(6):491-493.

[13]张喜英,王涤非.2型糖尿病患者糖尿病足危险因素研究[J].中国全科医学,2011,14(15):1629-1631,1634.

[14]中国医疗保健国际交流促进会糖尿病足病分会.中国糖尿病足诊治指南[J].中华医学杂志,2017,97(4):251-258.

案例十四　颈动脉狭窄

【查房内容】颈动脉狭窄患者的治疗与护理

【查房形式】三级查房

【查房地点】病房

护士长:

颈动脉狭窄的主要原因是颈总动脉分叉处或颅内动脉起始处动脉粥样硬化,即颈动脉壁形成斑块,当这些斑块增大或破裂时,就会造成颈动脉狭窄或栓塞,使远端灌注压下降,出现低灌注性脑梗死。动脉粥样硬化所致的颈动脉狭窄多见于中老年人,常伴存着多种心血管危险因素。今天,我们针对颈动脉狭窄进行教学护理查房,一起来学习关于颈动脉狭窄的知识。下面请责任护士来简单介绍一下患者的情况。

责任护士小徐:

陈先生,男,64岁。2018年2月3日,患者因"突发头晕10h"至我院就诊。3d前查颈动脉CT血管造影(CT angiography，CTA）提示：主动脉弓-颈肩部动脉走行迂曲，管壁毛糙，可见少许斑块形成伴部分钙化，管腔不同程度狭窄，以两侧颈内动脉起始段为著，局部管腔重度狭窄，狭窄程度为80％～95％。现患者无头晕、头痛，无视物模糊，无恶心、呕吐，无发热。为进一步手术治疗，拟"颈动脉狭窄"收住入院。入院时，患者神志清，精神好，情绪稳定，感头晕，脉搏75次/min，呼吸18次/min，血压117/58mmHg，体温37.1℃。根据Barthel指数评分，确定自理能力为轻度依赖，压疮评分为20分，跌倒/坠床评分为5分，DVT评分为15分。全腹无压痛，未及搏动性肿块，无反跳痛。双下肢皮肤未见发绀，无皮肤破溃，双侧股动脉、腘动脉、胫后动脉及足背动脉搏动可及，双足趾端血供尚可。患者既往有"高血压病"10余年，最高血压不详，长期服用降压药。既往行"腹主动脉夹层动脉瘤腔内修复术"及"胸降主动脉夹层腔内修复术"，术后恢复可。2月7日上午，患者在数字减影血管造影（digital subtraction angiography，DSA）全麻下行"右颈动脉内膜剥脱、血管补片成形术"，于13：25全麻清醒后返回病房。右颈部切口敷料干燥，接颈部负压引流管1根，引流出少量血性液体，带回留置导尿管1根，导管通畅，尿色清。术后诊断为"1.右颈内动脉闭塞，左颈动脉重度狭窄。2.胸主动脉夹层术后。3.脑梗死。4.高血压病"。术后患者精神软，情绪稳定，去枕平卧位，呼吸18～20次/min，右颈部切口持续性钝痛，NRS评分为2分，趾端血运活动好。医嘱予一级护理,6h后半流质饮食,去枕平卧位6h,吸氧2L/min,予抗炎、抗凝、活血、补液处理。每2小时测成人早期预警评分;记录24h尿量及24h引流量,观察神志、瞳孔及四肢感觉运动,注意声音嘶哑、饮水呛咳情况,控制目标血压100~120/60~70mmHg。2月8日15:30,医嘱予停颈部引流管。右颈部敷料包扎外观清洁干燥。2月11日23:00,患者血压174/90mmHg,汇报医生,医嘱予硝酸甘油片0.5mg舌下含服,复测血压158/84mmHg。2月14日,患者出院,精神好,情绪稳定,呼吸平稳,无头晕等不适。创口无红肿渗出,切口对位整齐,愈合好。四肢肌力正常。双侧股动脉、腘动脉、胫后动脉及足背动脉搏动可及。

护士长:

以上是该患者的病史简介,那么我们现在来了解一下什么是颈动脉狭窄,谁来介绍一下啊?

护士小王:

颈动脉狭窄是一种常见的动脉粥样硬化性疾病,多见于中老年人。发病是由于动脉粥样硬化斑块导致血管狭窄,可累及血液循环、运动、感觉、泌尿系统和语言系统等,严重者可引起脑梗死等致命性疾病。与之直接相关的危险因素包括高血压、高血脂和高血糖等。

护士长：

颈动脉狭窄的主要症状有哪些？

护士小邵：

（1）脑部缺血：可有耳鸣、眩晕、黑蒙、视物模糊、头晕、头痛、失眠、记忆力减退、嗜睡、多梦等症状。眼部缺血常表现为视力下降、偏盲、复视等。许多颈动脉狭窄患者临床上无任何神经系统症状和体征。有时仅在体格检查时发现颈动脉搏动减弱或消失，或颈根部或颈动脉行经处闻及血管杂音。

（2）短暂性脑缺血发作（transient ischemic attack，TIA）：为局部的神经功能一过性丧失，临床表现为一侧肢体感觉或运动功能短暂障碍，一过性单眼失明或失语等，一般仅持续数分钟，发病24h内完全恢复。影像学检查无局灶性病变。

（3）缺血性脑卒中：常见临床症状有一侧肢体感觉障碍、偏瘫、失语、脑神经损伤，严重者出现昏迷等，并具有相应的神经系统的体征和影像学特征。

护士长：

如果患者入院时没有进行颈动脉彩超之类的检查，然后出现了刚刚所说的脑部缺血症状、TIA或脑梗症状，我们首先要做颅脑 CT 或 MRI,排除颅内器质性疾病,再做个颈动脉彩超或者 CTA 确认是否有颈动脉狭窄。

颈动脉粥样硬化性狭窄是缺血性脑血管病发生的一个重要危险因素。一方面颈动脉粥样硬化性狭窄可致局部组织血液灌注量下降,引起缺血症状;另一方面粥样硬化斑块脱落后可引起远端血管栓塞。因此,对严重的颈动脉狭窄进行及时治疗,可以预防脑卒中的发生。那么,对于颈动脉狭窄患者,我们如何进行治疗呢?

护士小冯:

颈动脉狭窄常见的治疗方法有药物治疗、颈动脉内膜剥脱术治疗和血管内治疗等。颈动脉内膜剥脱术(carotid endarterectomy,CEA)是将颈动脉内膜切开并剥离增厚的内膜,使血管再通,被认为是治疗颈动脉狭窄的金标准。另外,颈动脉支架置入术(carotid artery stenting,CAS)损伤小、操作相对简单,它的疗效和安全性逐渐被人们所认识,也正在被越来越多的患者所接受。CEA 适用于颈动脉颅外段狭窄程度≥50%的有症状者或狭窄程度≥70%的无症状患者。CAS 具有损伤小、操作简单等优点,推荐用于高龄颈动脉狭窄患者。

护士长:

患者陈先生在 DSA 全麻下行"右颈动脉内膜剥脱、血管补片成形术",术后我们要密切观察哪些情况？

护士小吕：

我们应该密切观察患者的生命体征、颈部伤口及引流液的量。在手术操作过程中，动脉内膜粥样斑块破裂脱落引起的栓塞、血管阻断引起的缺血、内膜剥脱过程形成的碎片栓塞及术后血栓引起小的栓塞，均可引起局部神经功能的异常，如言语障碍、肢体偏瘫等；若栓子堵塞大血管导致颅内大面积脑栓塞，患者可能还会出现头痛、呕吐、意识不清、瞳孔不等大等脑疝症状，因此，术后24h应重点观察血压、神志、精神状态、瞳孔、肌力、语言和肢体活动等情况。另外，对于使用抗凝药的患者，同时要注意观察其穿刺部位有无皮下出血，有无牙龈出血、鼻出血等现象。

护士长：

术后当患者出现伤口局部有疼痛、局部肿胀、吞咽困难考虑什么？原因是什么？

护士小王：

出现这种情况应该考虑切口血肿。由于颈部血运丰富，皮肤、皮下组织松弛，若术中血管结扎不牢，或缝线脱落，则术后易引起出血或局部形成血肿。术后颈动脉局部条件较差及应用抗凝药物,导致术后颈部切口易出现血肿或出血,其中伤口张力性血肿发生率为 1.8％,术后 2h 内是血肿最易形成的时期。

护士长:

知道了导致伤口出血或形成血肿的原因,我们就能够更好地从护理角度去进行预防,通过加强病情观察,及早发现并发症,可为抢救和处理争取时间。那么,当患者出现切口出血或血肿时,我们应该怎么去处理?

护士小成:

术后 2h 内,30min 观察一次伤口,查看伤口渗血情况及引流液的性状和量。麻醉清醒后,给予患者抬高床头 30°,卧位,嘱患者避免用力打喷嚏、咳嗽,减少颈部活动,以免增加颈部压力造成出血。术后伤口血肿量较小时,很少引起患者不适,护理时密切观察颈部伤口渗血情况。由于颈部皮肤、皮下组织松弛,而且术中、术后使用抗凝药,所以要特别注意伤口有无渗血,及早发现有无血肿或原有血肿是否增大。伤口局部有疼痛、局部肿胀、吞咽困难等是血肿发生的早期标志,应及时处理。 血肿也可压迫颈动脉窦,反射性地使心率变慢,甚至心搏骤停,术后护理时应密切观察患者有无胸闷、心前区不适等自觉症状,并动态观察心电图波形。必要时遵医嘱给予1kg沙袋或盐袋压迫伤口,并给予冷敷。若皮瓣下引流管引流量>50mL/h,或切口内出现张力性血肿,需紧急送手术室给予止血处理,一般术后24~48h拔除引流管。当患者主诉吞咽困难,伤口局部有疼痛且局部肿胀等时,应警惕血肿的发生。而当血肿增大到一定程度时,可压迫气管引起呼吸困难,或者压迫颈内动脉或颅内神经,从而产生严重后果。因此,床旁应备气管切开包,当局部血肿呈渐进性的增大时,应及时通知医生做好急救准备,一旦出现伤口活动性出血或张力性血肿、呼吸道受压性呼吸困难时,应紧急送手术室止血。

护士长：

行颈动脉内膜剥脱术的患者常多伴动脉硬化和高血压等基础疾病,所以术后高血压的发生率可高达19%~21%。有效控制血压对防止术后脑出血和大脑高灌注血流量有着极其重要的意义。该患者就出现了术后血压升高的情况,那么,谁能说一下术后血压升高的机制及其影响?

护士小方：

术后血压升高导致脑血量过度灌注引发的颅内出血发生率可达0.75%。术后颅内出血的原因可能与颅外病变血管的狭窄部位突然解除狭窄后,颅内灌流量迅速增加、毛细血管床被破坏有关;也可能是颈动脉窦压力感受器反射性消失,使血压升高而增加了颅内血流灌注,因此出现头痛、喷射性呕吐等颅内压增高症状,患者最终可因颅内出血而死亡。由于高度狭窄的血管在术中得到纠正,颈动脉阻断开通,增高(恢复正常)的灌注压使血液充分灌注到术前灌注不到的大脑半球,但由于自动调节作用麻痹,因没有充分的血管收缩以保护大脑毛细血管床,以致同侧大脑半球血流量明显升高。这就意味着术后狭窄的解除致使脑部供血速度和血量较术前增长过多,而使患者发生过度脑灌注综合征。患者主要表现为头痛不适、瞳孔异常、嗜睡、表情淡漠、懒散等神经系统症状。

护士长：

我们如何对颈动脉内膜剥脱术后患者进行血压管理?

护士小赵：

颈动脉内膜剥脱术后早期高血压非常常见,尤其在术后数小时内明显,这多与压力感受器受损及疼痛有关。目标血压最好控制在100～120/60～80mmHg,或者比术前基础血压低20%左右。术后早期多建议应用静脉降压药物控制血压。本例患者应用了硝普钠、硝酸甘油和(或)佩尔地平,通过微量注射泵给药,并根据患者的血压随时调整药物输注剂量,将血压控制在目标范围。用药期间注意观察有无药液外渗。若血压下降的同时伴有心率＜50次/min、恶心、面色苍白、四肢冰冷、胸闷、头晕等症状,需及时发现原因。若是因静脉泵入尼莫地平速度过快,应当严格控制滴注速度,并根据患者血压情况及时做好调整。术后注意检查颞浅动脉搏动情况和神经系统的情况,特别要关注手术侧肢体有无偏瘫及感觉、视觉障碍,形成及时发现、及时报告的血压管理制度。

护士小王补充:

低血压也是颈动脉内膜剥脱术后最常见的并发症。颈动脉内膜剥脱术相关性低血压诱发因素很多,如颈动脉窦压力感受器受刺激;另外,术中失血也可能导致血容量下降,引起血压改变;紧张、疼痛刺激、牵拉血管以及术后伤口压迫过重,反射性地引起迷走神经兴奋,作用于皮层中枢和下丘脑,使胆碱能自主神经的张力突然增强,引起内脏及肌肉内小血管强烈反射性扩张,亦能导致血压下降。我们要密切观察,充分了解其诱发因素,并积极采取对应的护理措施,以降低相关性低血压的发生率,并提高颈动脉内膜剥脱术的成功率。一般术后24～48h,患者较易出现血压波动。我们要将血压维持在正常范围,严密观察患者的神志、瞳孔、脉搏、心律、心率、呼吸、动脉血氧分压、两侧上肢的血压、尿量、语言及肢体活动情况,以便早期发现术后脑梗死、脑出血等并发症。心率＞100 次/min 或心率＜50 次/min，预示患者血容量不足或微循环机能失调，易发生低血压。对于术后血压高的患者，应采用微泵给予降压药，5～10min 测量一次血压，以免患者对降压药非常敏感，导致血压下降太快而发生低血压。

护士长：

前面提到血压过高可引起高灌注综合征，现在谁能讲一下高灌注综合征的定义、临床表现及发生的相关因素？

护士小邵：

高灌注综合征是在颅内外动脉狭窄被解除后，由于同侧脑血流量成倍增加超出脑血流自动调节能力所致的一系列临床表现。临床表现主要为头痛、癫痫发作、谵妄、呕吐及局部神经功能缺损等。其发生可能与高灌注损伤和脑循环对脑血流量增加的耐受阈值较低有关。头痛是最常见的早期症状，表现为同侧额颞部或眶周部严重疼痛。癫痫常迟于头痛发生，以局限性癫痫为主，继发全身发作，常发生于术后10d 内。头痛和癫痫的出现常常提示患者发生脑内出血或者蛛网膜下腔出血等高灌注损害，均应高度警惕。另外，高灌注损害也易引起局部神经功能缺损，具体表现依损伤部位而定，如失语、偏盲、偏瘫等。

目前认为，发生高灌注综合征的危险因素主要包括：①脑动脉高度狭窄且侧支血管代偿不足。②狭窄动脉供血区低灌注和灌注储备能力降低。③单侧动脉高度狭窄伴对侧血管闭塞。④术后局部脑血流较术前明显增加。⑤术前、术中及术后高血压。⑥脑室周围低密度及既往脑梗死。⑦抗凝及抗血小板药物治疗等。有研究表明，一侧颈动脉重度狭窄合并对侧颈动脉闭塞或双侧颈动脉狭窄的患者发生高灌注损伤的风险较大，且术前脑血管的狭窄程度与术后高灌注综合征发生呈正相关，即狭窄率＞80％的患者术后易发生高灌注综合征，而狭窄率为95％～99％的患者术后发生高灌注综合征的风险最高。

护士长：

高灌注综合征虽不常见，但却是颈动脉内膜剥脱术后较为严重的并发症。若出现脑出血，则有较高的病死率和致残率。那么，我们如何预防和护理颈动脉狭窄术后高灌注综合征患者？

护士小胡：

术前应常规进行经颅多普勒（transcranial Doppler，TCD）、颈动脉B超、CT及DSA等检查，以明确狭窄的范围和程度，了解脑灌注及侧支循环情况。颈动脉重度狭窄、侧支循环代偿不良、急性脑梗死均可增加患者术后发生高灌注综合征的风险,术前应积极评价,规避此类风险。术前常规予拜阿司匹林 0.3g、波力维 75mg,口服,1 次/d,监测出凝血时间,观察皮肤黏膜有无出血。术后患者返回病房后,应立即进行心电监护,护士需密切观察患者的神志、精神状态、瞳孔、肌力、语言和肢体活动情况,尤其是手术对侧肢体的肌力。注意是否有恶心、呕吐、脑膜刺激征等伴随症状,尤应注意观察血压、心率的变化。如果患者出现精神异常,手术侧瞳孔改变,对侧肢体肌力减弱,伸舌偏斜,鼓气不能,应立即通知医生,考虑急性血栓形成,围术期脑梗死可能。脑缺血后再灌注损伤和高灌注综合征也是术后危险性高的并发症,重在预防。如果发现患者血压过高,除常规应用降压药物外,还应遵医嘱加用 20% 甘露醇 125mL 静脉滴注,8h/次,地塞米松静脉推注,以及利尿药物。应用甘露醇过程中,须密切观察患者的生命体征及液体出入量。

护士长:

患者出院时,应告知患者哪些注意事项?

护士小徐:

由于患者大多为老年人,并且有高血压和糖尿病病史,因此,出院后要嘱患者严格控制血压,进食清淡低脂的食物。告知患者必须戒烟,因香烟中的尼古丁可使动脉血与氧的结合力减弱,增加血黏稠度,容易导致血栓形成;尼古丁还能间接导致血管痉挛,诱发脑血管痉挛,从而引起脑卒中的发生。告诫患者生活要有规律,保持情绪稳定,精神愉快。在出院后坚持口服抗凝药或抗血小板聚集药,定时复查出凝血时间,并教会患者自我观察有无出血倾向,若发现有出血及时就医。术后第3、6、9、12个月来院门诊检查,并可复查颈部血管彩超,了解术后颈动脉血流通畅情况,以及有无再狭窄或血栓形成等不良情况的发生。术后患者往往需要长期服用小剂量的抗凝剂,不仅要交代清楚所服药物的名称、剂量、注意事项等,更重要的是要向患者交代服用药物的目的和重要性,以取得患者的理解和合作,避免间断或不规律用药。用药期间定期复查凝血功能,以便及时调整药物剂量。若出现脑血管病的发病先兆,如头晕、头痛、视力障碍等不适,也应及时就诊。

(徐雯雯)

参考文献

[1]董剑,纪红.颈动脉内膜剥脱术后并发症的预防及护理进展[J].天津护理,2014,22(3):279.

[2]柯丽燕,申屠敏姣.24例颈动脉内膜剥脱术治疗颈动脉狭窄的围手术期护理[J].当代护士(中旬刊),2017,3:31.

[3]刘彦春,杨植,张立敏.颈动脉内膜剥脱术后并发症的循证护理[J].山东医药,2010,50(10):86.

[4]邱卫红,彭立悦,孙建萍.92例颈动脉内膜剥脱术后患者的护理体会[J].心肺血管病杂志,2015,34(4):307-308.

[5]史安,常芸,陈娟.颈动脉内膜剥脱术治疗颈动脉狭窄的围术期护理[J].护士进修杂志,2013,28(16):1488-1489.

[6]田迎春,邱卫红,李同勋.106例颈动脉内膜剥脱术后患者脑过度灌注综合征的预防和护理[J].护理学报,2014,21(22):47.

[7]翁艳敏,朱娴,傅巧美.颈动脉内膜剥脱术后患者并发症的观察与护理[J].解放军护理杂志,2015,(6):56-58.

[8]吴莺燕,吴婧,叶永根.颈动脉内膜剥脱术后低血压的原因分析及护理[J].护士进修杂志,2016,31(10):944-945.

[9]徐旭东,金奕.颈动脉狭窄行内膜剥脱术患者围术期血压的护理[J].全科护理,2013,11(9):824-825.

[10]杨静,何羽翔.颈动脉内膜剥脱术的护理[J].当代护士,2013,(7):43.

[11]于英,郭薇,盖其梅.颈动脉狭窄术后高灌注综合征的预防及护理[J].心理医生,2016,22(19):111-112.

案例十五　颅内动脉瘤

【查房内容】颅内动脉瘤患者的介入治疗和护理

【查房形式】三级查房

【查房地点】病房、示教室

护士长：

　　颅内动脉瘤是指由于局部血管异常改变而产生的脑血管瘤样突起，它是引起自发性蛛网膜下腔出血的最常见原因。其主要症状多为出血所致，部分为瘤体压迫、动脉痉挛及栓塞所致，任何年龄均可发病。今天，我们对 1 例脑动脉瘤病例进行护理查房，希望通过这次查房，大家都有新的收获和体会。

　　李先生，您好！我们今天就您的病情进行护理查房，目的是让大家学习关于您病情的相关知识，您从中也可以了解一下有关自己的疾病的一些注意事项。现在要打扰您一下，有可能还需要您的配合，我们会尽量轻声一点，您看可以吗？

患者李先生：

可以，需要怎么做，你们就说，我会配合你们的。

护士长：

真是太感谢您了，那么，首先请责任护士小陈来汇报一下患者的病史。

责任护士小陈：

李先生，27岁，公司职员。于4天前在工作中突发头痛，程度剧烈，持续存在，诉有头晕，伴恶心、呕吐，呕吐数次，呕吐物为胃内容物，当日就诊于当地医院，头颅CT示："蛛网膜下腔出血"，为进一步治疗由120急救车转入我院。入院行CTA提示："右颈内动脉前交通动脉瘤"，遂拟"蛛网膜下腔出血，脑动脉瘤"收治入院。入院查体：患者神志清楚，精神软，头痛仍剧烈，诉有头晕，无恶心呕吐，鼻唇沟对称，口角无歪斜，颈项强直，四肢肌力Ⅴ级，肌张力正常，巴氏征、凯尔尼格征、布氏征均阴性。体温36.5℃，血压110/78mmHg，脉搏75次/min，呼吸18次/min。双侧瞳孔等大等圆，瞳孔大小约0.25cm，对光反射灵敏。医嘱予止血、神经营养、抑酸护胃等对症治疗。入院第二天13时，患者突发神志不清，伴肢体抽搐，呼之不应，神志昏迷，双侧瞳孔等大等圆，瞳孔大小约

0.25cm,对光反射消失,立即予安定针和抗癫痫治疗,患者仍神志不清,血压140/88mmHg,脉搏88次/min,呼吸20次/min,抽搐止,医嘱予转重症监护室进一步治疗。

患者转入ICU后,做好相关各项手术前准备。当日晚在全身麻醉下行"颅内动脉瘤腔内栓塞介入术"。术后第二天,意识转清楚,各项生命体征平稳,遂转入我科。目前患者神志清楚,精神软,情绪稳定,双侧瞳孔等大等圆,瞳孔大小约0.25cm,对光反射灵敏。诉有头部胀痛,NRS评分为3分,有头晕,无恶心、呕吐。体温37.7℃,血压118/74 mmHg,脉搏81次/min,呼吸18次/min。右下肢制动已解除,右腹股沟穿刺点敷料包扎干燥,无渗血,右足背动脉搏动存在,四肢肌力Ⅴ级,肌张力正常,无肢体抽搐现象。目前,治疗措施有继续抗感染,尼莫地平(尼莫同)解痉,营养神经,抑酸护胃,预防癫痫,预防便秘,营养支持等。现为术后第三天,患者现存在的护理问题主要有:①头痛;②体温过高;③颅内再出血的可能;④舒适的改变;⑤便秘的可能;⑥疾病相关知识缺乏。

患者李先生:

听上去我的病挺严重的,挺复杂的。

护士长:

是的,您的疾病本身很凶险。但是,现在您已经做了手术,手术很顺利,病情也渐趋于稳定,所以请您不要担心。小陈病史汇报得很详细,刚才提到了李先生入院的诊断是"蛛网膜下腔出血",什么是"蛛网膜下腔出血"呢?

护师晶晶:

颅内动脉或静脉破裂,血液流入蛛网膜下腔,即形成蛛网膜下腔出血(subarachnoid hemorrhage,SAH)。一般SAH病因有自发性的,如脑动脉瘤破裂,约占50%;还有因脑血管动脉硬化,脑血管畸形等破裂导致的;还有外伤性的。

护士长:

是的,那么颅内动脉瘤的发病机制和部位呢?

护师小妮:

颅内动脉瘤在任何年龄均可发病。80%的动脉瘤发生在脑底动脉环的前半部,多见于颈内动脉、前交通动脉、大脑前动脉、大脑中动脉、大脑后动脉、椎–基底动脉。

颅内动脉瘤的发病原因现在尚不十分清楚。可能的病因:①先天性缺陷,最为多见,占80%~90%。颅内动脉瘤大多呈囊状,多发生在脑底动脉环的动脉分叉处,与此处是动脉中层最薄弱而又承受血流冲击力最大的地方有关。②后天性退变,与动脉粥样硬化和高血压有关,动脉内弹力板发生破坏,渐渐膨出形成囊性动脉瘤,占 10%～18%。③感染性动脉瘤,又称霉菌性或者细菌性动脉瘤,占 0.5%～2.0%。④外伤性动脉瘤,临床上较少见,又称假性动脉瘤,因头部外伤导致,占 0.5%左右。

我们要根据动脉瘤性 SAH 的临床状态及分级来选择手术时机和判断预后的情况。

【护士思思】:

老师,那么请问脑动脉瘤怎么分级呢?

【主管护师小飞】:

颅内动脉瘤一般采用 Hunt-Hess 分级法进行临床分级。

0 级:未破裂的动脉瘤。

Ⅰ级:无症状或轻微头痛及轻度颈项强直。

Ⅱ级:中重度头痛,颈强直,除有颅神经麻痹外,无其他神经功能缺失。

Ⅲ级:嗜睡,意识模糊,或轻微的灶性神经功能缺失。

Ⅳ级:木僵,中或重度偏侧不全麻痹,可能有早期的去脑强直及自主神经系统功能障碍。

Ⅴ级:深昏迷,去大脑强直,濒死状态。

若有严重的全身疾患,如高血压、糖尿病、严重动脉硬化、慢性肺病及动脉造影上有严重血管痉挛者,均要加一级。我们这位患者是几级呢？

实习护士小雅：

老师，这位患者入院时神志清楚，头痛剧烈，应该是Ⅱ级了吧。

护士长：

对，所以他的预后还是可以的。接下来，谁能说一下脑动脉瘤破裂的诱因有哪些？

护师小玲：

临床上，部分患者在动脉瘤破裂前常有明显的诱因，如重体力劳动、咳嗽、用力大便、奔跑、酒后、情绪激动、忧虑等。也有部分患者无明显诱因，甚至发生在睡眠中。

实习生小涛：

老师，脑动脉瘤的临床表现是怎样的？

护师媛媛：

脑动脉瘤基本临床表现为动脉瘤破裂出血症状。中、小型动脉瘤未破裂出血，临床可无任何症状。

（1）颅内出血：多数患者表现出单纯性蛛网膜下腔出血

症状,如突发头痛、呕吐、意识障碍、癫痫样发作及脑膜刺激征。当WILLIS动脉环后的动脉出血时,可出现眩晕、复视、一过性黑矇、共济运动失调及脑干症状。

（2）局灶体症状:大动脉瘤常产生压迫症状、偏瘫、动眼神经麻痹及梗阻性脑积水。

（3）脑缺血与脑动脉痉挛:脑动脉痉挛是颅内动脉瘤破裂后造成脑缺血的重要原因。此外,瘤血栓脱落或蔓延到载瘤动脉会导致脑梗死和一过性脑缺血,患者可出现不同程度的神经功能障碍,如偏瘫、失语、深浅感觉减退、失明、神经症状等。

护士小梦:

老师,病史汇报里,我听到这位患者术前还出现了癫痫样发作症状,这是什么原因呢?

护师小胤:

这位患者脑动脉瘤破裂,导致蛛网膜下腔出血,由于血液红细胞的代谢产物刺激脑神经元,导致脑神经元异常放电,引起痫性发作。

护士小益:

老师,那么该如何诊断脑动脉瘤呢?

护师小芬：

临床上，CT扫描是诊断SAH的首选方法，适用于出血急性期，诊断迅速，安全可靠，可以诊断直径＞5mm的动脉瘤。MRI和MRA检查可以发现直径＞3mm的动脉瘤。CTA检查的特点是无创、快捷、安全，在动脉瘤的诊断上可作为重要的筛选手段。脑血管造影是确诊颅内动脉瘤最有价值的检查方法，诊断阳性率最高，可显示细微的血管结构，能对动脉瘤的瘤颈、载瘤血管的相互关系，动脉瘤的生长方向进行全方位的观察，以便制定更加合理和个性化的治疗方案，但它作为有创检查方式，缺点是略有侵袭性。

实习护士小涛：

老师，诊断明确了脑动脉瘤，一般采取什么治疗手段呢？

护师媛媛：

动脉瘤性SAH应采用手术治疗，若采取保守治疗，约70％患者会死于动脉瘤再出血。显微镜手术能使动脉瘤的手术死亡率降至2％以下。治疗方法有：①开颅手术治疗。首选动脉瘤颈夹闭术或结扎术，这是最合理、有效的方法，既能闭塞动脉瘤、预防破裂出血，又能保持载瘤动脉通畅，维持正常脑血液供应。②血管内介入治疗。适用于临床不适宜接受开颅手术,且导管技术可达部位的动脉瘤。采取经皮穿刺股(或颈)动脉,插入导引管,再经导引管插入微导管送入栓塞材料,如球囊、微弹簧圈、支架,将动脉瘤或载瘤动脉闭塞。术后应复查脑血管造影,以证实动脉瘤是否已经消失。但是,对造影剂严重过敏的患者不宜行介入栓塞治疗。③保守治疗。对于Ⅴ级患者而言,应行保守治疗。Ⅳ级及以上均应积极治疗。

护士长:

是的,说得很对,颅内动脉瘤一旦确诊,我们就要积极做好相关准备。Ⅰ级和Ⅱ级患者,一般要尽早进行造影检查,争取一周内手术。Ⅲ级及Ⅲ级以上,提示出血严重,可能有脑血管痉挛和脑积水者,此时手术风险比较大,应待数日好转后再进行手术治疗。

护士小梦:

请问老师,等待手术的脑动脉瘤患者,是不是也很危险呢?我们一般要做哪些护理措施呢?

护士长:

是的,确诊脑动脉瘤的患者,在手术之前,发生再出血的可能性非常大。因此,相关的治疗和护理至关重要,有谁能来回答一下吗?

主管护师小杨:

脑动脉瘤破裂后,患者应绝对卧床休息,保持病室安静,条件允许可将患者置于ICU内监护。便秘者应给予缓泻剂,维持正常血压,适当镇静。合并脑血管痉挛者,早期可使用钙离子拮抗剂等保护血管。为预防动脉瘤破口处凝血块溶解再出血,应采用较大剂量的抗纤维蛋白溶解剂,如氨基己酸,但肾功能障碍者慎用,其副作用有血栓形成可能。李先生术前还发生了癫痫,我们也要多加留意,备好抢救用药,指导患者遵医嘱口服苯妥因纳。若患者发生癫痫,应取平卧位,帮助患者头部偏向一侧,并吸出口腔内分泌物,给予高流量吸氧,尽量将癫痫发作时的损伤减少到最小。

护士长:

那么,患者在接受介入手术以后,我们应该怎样对他进行护理呢?

护师小玲:

患者术后在ICU内,予24h心电监护,严密观察意识、瞳孔和生命体征变化,以及肢体活动和头痛情况。保持呼吸道通畅。保持血压稳定,保持大便通畅,严格记录24h液体出入量,维持水、电解质平衡。如果患者出现进行性意识加深改变或者术后清醒后发生意识障碍,或者一侧肢体活动出现障碍,生命体征发生变化时,应立即报告医生,及时处理。

护士长:

对的,患者在术后的 24h 内护理尤为重要,有谁能来补充一下呢?

护师小妮:

患者术后 24h 内需绝对卧床。遵医嘱给予吸氧,心电监护。严密观察股动脉穿刺点敷料情况,保持局部清洁干燥,避免感染。拔鞘后按压局部穿刺部位 30min,压力适度,以不影响下肢血液循环为宜。穿刺部位一般予动脉压迫止血器压迫 4～6h。患侧下肢制动 24h 并伸直,不可弯曲 8h,避免患肢加压或输液,嘱患者避免用力。遵医嘱或 30min 观察一次穿刺侧肢体有无青紫、疼痛、麻木及异样感受,触摸足趾温度。若患者诉下肢发麻,皮肤颜色青紫,提示压迫过紧,可适当减压。术后 2h,若无穿刺点渗血,可进行第一次减压 1～2mm,以后每隔 0.5～1h,根据股动脉搏动、末梢循环情况进行适当减压 1～2mm,如未出现穿刺点出血或渗血,4～6h 后松开止血器,根据患者的自身情况可适当延长加压时间。患者开始进食后,我们还要鼓励患者多饮水,这样既可以补充术前禁食水引起的血容量不足,还可以加速造影剂从肾脏排出,以免引起肾功能损害。

实习护士小雅:

是啊,我经常看到老师在巡视术后患者的时候,都要重点观察患肢压迫部位的情况,那么患肢压迫不当可能会出现哪些并发症呢? 又该如何处理呢?

护士长:

小雅的问题提得很好。最近几年,临床上已经逐渐摒弃了以前自制的弹力绷带和沙袋压迫,因为它不但费时费力,而且并发症多。而昂贵的血管闭合器虽然止血迅速,并发症少,但会明显增加患者治疗费用,临床上难以普及。现在我们常用的是一次性动脉压迫止血器,它无创、安全、有效、止血率高,且并发症发生率较低,能减轻患者疼痛,增加舒适度。那么,谁能来回答一下小雅刚才的问题呢?

护师晶晶:

(1)术区出血或淤血血肿:与压迫器压迫过松、移位、过早松懈等有关。可顺时针旋紧压迫器螺母开关1/2圈,并适当延长压迫时间,加强局部观察,监测压迫是否得当;对于局部淤血血肿者,出血停止后可用50%硫酸镁湿热敷。

（2）穿刺点周围皮肤水疱形成：与患者肥胖、消瘦、压迫器过紧、压迫时间过长有关。可局部消毒后，刺破水疱，排除渗液并涂莫匹罗星（百多邦软膏）处理，或者用氯已定溶液消毒擦拭创面，使水疱快速吸收。

（3）穿刺动脉血栓形成或栓塞：观察足背动脉搏动情况，皮肤颜色、温度，有无感觉改变，有无疼痛。一旦发生，立即通知医生，并观察患者有无突然咳嗽或者胸痛等情况。

（4）假性动脉瘤和动-静脉瘘：多在鞘管拔出后1～3d内形成。前者表现为穿刺局部出现搏动性肿块和收缩期杂音，后者表现为局部连续性杂音，一旦确诊，立即予局部加压包扎，如不能愈合，可行外科修补术。

（5）腰酸、腹胀：与股动脉制动有关，可嘱患者适当活动另一侧肢体。

患者李先生：

是的，我术后第一天就是腰酸背痛难忍呢！

护士晶晶：

因为您术后严格卧床了24h，穿刺肢体处于伸直、制动状态。若感觉全身酸痛，背痛难忍，可改为平卧，或向患侧翻身60°，或向健侧翻身20°～30°，交替更换体位，保持髋关节伸直，小腿可弯曲，健侧下肢自由屈伸，并可以随时按摩受压部位,这样就可以减轻疼痛不适了。

护士长:

讲得很充分。那么,在术后24h绝对卧床以后,患者在体位上有什么要求吗?

主管护师小杨:

术后24h绝对卧床后,应尽早加强翻身、叩背,必要时吸痰,防止肺部感染,以改善患者预后,减轻患者住院费用。鼓励患者咳嗽、咳痰,咳嗽反应弱和昏迷的患者可行气管切开术。吸痰时动作应轻柔,时间不宜过长,大约15s,防止过度呛咳引起再出血。翻身时头、颈、躯干在同一水平上,避免颈部扭曲导致脑干移位,造成脑干功能衰竭,出现呼吸抑制或引起心率和呼吸功能急剧变化,甚至患者突然死亡。告知患者避免头部过度活动,防止意外的发生。

护士长:

小杨回答得很细致。谁来回答一下,动脉瘤介入术后还会出现哪些并发症? 我们该如何护理?

主管护师小飞:

(1) 防止继续性的脑水肿:术后2~4d可能发生反应性

脑组织水肿,应准确记录液体出入量,控制补液滴速,维持水、电解质平衡,抬高床头15°～30°。遵医嘱使用脱水剂。

（2）预防术后继续性出血:术后应严密观察意识、瞳孔和生命体征变化,观察临床症状的改变。如发现视听运动等功能有下降趋势,提示脑水肿再出血的可能。动态观察CT变化,以便及时发现,及时处理。

（3）预防消化道出血:严密观察生命体征变化,注意大便颜色、性质,留置胃管者注意观察胃液性质,应用抗酸药保护胃肠道。

（4）预防尿崩症:观察水、电解质情况,定时查血生化,观察尿液颜色、量,准确记录液体出入量。

（5）观察腹部情况及体征:导管拉伤或刺破可引起腹腔出血。

护士长:

很好。还有补充的吗?

护师小芬:

介入术后要重点预防脑血管痉挛,刚才小陈汇报病史的时候,已经提到这位患者正在使用尼莫同了。

护士长:

对,小芬听得很仔细。脑血管痉挛是动脉瘤性蛛网膜下腔出血最严重的并发症之一,其发病率高达30%～90%,常可引起严重的脑组织缺血或迟发性缺血性脑损害,甚至是脑梗死、脑水肿、脑疝的形成。尼莫同是临床上使用最多的解痉药物,有谁知道应用尼莫同的注意事项?

护师静儿:

尼莫同是新一代二氢吡啶类钙离子通道阻滞剂,能明显减轻患者继发性脑损害的发生。早期使用可有效扩张脑血管,晚期则因脑血管中膜变性、纤维增生,而不能起到解痉作用。

使用的注意事项:①避光保存,输注时采用避光注射器和输液延长管。②输液方式选择微泵泵入,以维持有效的血药浓度。③保持输注通畅,防止管路脱落、扭曲等干扰因素。④观察血压变化,血压低于预定时,先减少输注量或者暂停。⑤注意配伍禁忌,避免与其他钙离子通道拮抗剂合用。脑水肿或颅内压增高者禁用。⑥尼莫同含有一定浓度的乙醇,单独使用可导致心率增快、面部潮红、胸闷不适等,对血管有一定刺激,故要观察是否有静脉炎的发生。

护士长：

对的。刚才提到了患者术后仍有头痛,大家知道,剧烈头痛就是蛛网膜下腔出血的主要表现,那么剧烈头痛时该如何护理呢?

护师小弘：

患者剧烈头痛时,应对其做好心理护理,消除不良情绪;保持病室安静,床头抬高15°～30°,减少强光、噪音和人员探视,护理操作要轻、稳,确保患者安稳舒适。做好头部降温,可用冰枕,应注意冬天时用小毛巾包裹,防止冻伤耳朵,同时加被保暖,防止温度下降引起寒战。急性期绝对卧床时,可给予留置尿管,待病情稳定后拔除。还要根据头痛的不同阶段给予不同的护理。发病初期,颅内出血、颅内压增高、脑水肿引起的颅内变动性头痛或牵引性头痛,表现为剧烈头痛、呕吐等,应立即将患者侧向出血侧,减少头部搬动,积极有效地使用脱水剂,除甘露醇快速静滴外,其他液体应减慢滴速,以30～40滴/min为宜,以免短时间内补液过多、过快加重脑水肿,使头痛加剧。大量脱水后,由于红细胞进入蛛网膜下腔,会刺激蛛网膜和神经根,可适当给予止痛药。经过1周的治疗后,多数患者头痛缓解或消失;少数患者因合并血管痉挛,头痛反而更明显,我们在解痉治疗的同时要加强心理护理,减轻患者对疾病的恐惧感。对于头痛有所缓解的患者,应嘱其禁止进行长时间看书、读报等脑力活动和下床活动,还是要注意休息。

患者李先生:

好的,我知道了,我现在在饮食上需要注意些什么啊?

护师小胤:

像您这样的手术,一般术后第一天就可以流质饮食,您现在可以吃点高蛋白、清淡、容易消化的食物,但不能吃生冷、辛辣食物,以免刺激性咳嗽引起颅内压增高,还可以吃点高纤维素的食物以预防便秘;您还有点低烧,请多喝水。早期加强营养支持可以促进康复哦。

患者李先生:

好的,那我出院以后还要注意些什么?

主管护师小飞:

您身体康复以后,要注意休息,规律生活,戒烟、戒酒。像您这样无功能障碍或轻度功能障碍的患者,出院后还是要继续从事一些力所能及的事情,不要强化患者的角色,适当进行康复锻炼。根据医嘱服用抗高血压、抗癫痫、抗血管痉挛等药物,不可擅自停药或调整剂量。要注意监测血压变化。在饮食上还是尽量吃清淡、少盐、富含维生素的食物。今天您也了解了颅内动脉瘤的相关知识,要避免情绪激动和剧烈活动,避免劳累,保持大便通畅。注意安全,尽量不要单独外出活动或锁上门洗澡。若再次出现头痛等相关症状,要及时就诊,遵医嘱3～6个月复查1次。

患者李先生:

好的,我明白了。

护士长:

随着医疗水平的不断发展,动脉介入治疗也越来越多地应用到临床的很多科室,我们神经外科去年就有一百多台的动脉瘤介入手术。对患者进行认真细致的临床观察,采取正确有效的护理措施,可以及时发现问题,减少并发症的发生,从而提高临床治疗的效果。今天的教学查房就讨论到此,希望大家通过本次教学查房,掌握颅内动脉瘤的发病机制、临床表现、病情的观察和术后的相关护理等,并能够在以后的工作中运用这些知识,及时发现患者病情变化,总结护理经验,为患者提供更专业的护理保障。好了,今天的查房就结束了,李先生,打扰您了,您好好休息,祝您早日康复!

（陈吉晨）

·········· 参考文献 ··········

［1］马红,魏伟,沈钺.颅内动脉瘤介入栓塞治疗的围手术期护理［J］.国外医学(护理学分册),2005,24(6):268-270.

［2］莫蓓蓉,曾丽,刘蓉,等.12例颅内动脉瘤夹闭术后脑血管痉挛的观察与护理［J］.中华护理杂志,2005,40(9):661-662.

［3］阮志娟.蛛网膜下腔出血患者头痛的护理体会［J］.中外医学研究,2012,10(12):86-86.

［4］吴爱萍,张冰沸.经股动脉穿刺介入术后应用动脉压迫止血器的护理［J］.国际护理学杂志,2010,29(11):1685-1687.

［5］王小妮.46例颅内动脉瘤术后护理［J］.医药前沿,2016,6(20):265-266.

［6］王跃华,孔丽珍.动脉压迫止血器在肿瘤介入患者中的护理体会［J］.中国民族民间医药,2013,22(3):112-113.

［7］王玉娟.细析颅内动脉瘤的相关护理［J］.饮食保健,2017,4(17):201-202.

［8］赵铟,王丽,代梦.31例颅内动脉瘤术后护理［J］.医药前沿,2015,5(20):213-214.

案例十六　子宫肌瘤

【查房内容】子宫肌瘤患者的治疗与护理
【查房形式】三级查房
【查房地点】病房、会议室

护士长：

子宫肌瘤是女性生殖器官中最常见的良性肿瘤，也是人体最常见的肿瘤之一，又称为纤维肌瘤、子宫纤维瘤。由于子宫肌瘤主要是由子宫平滑肌细胞增生所致，仅有少量纤维结缔组织作为一种支持组织而存在，故称为子宫平滑肌瘤，简称子宫肌瘤。子宫肌瘤多见于40～50岁的育龄期妇女，35岁以上妇女约有20%子宫内有肌瘤存在。其治疗多以手术治疗为主。由于需要手术治疗，患者大多担心肿瘤是否会发生变性，以及手术治疗后是否会丧失女性特征以及影响性生活，从而产生生理心理上的压力。今天，我们组织一次关于子宫肌瘤所致贫血病例的教学查房，希望通过本次查房，大家都有新的收获。下面有请责任护士小谢汇报病史。

责任护士小谢：

皇甫女士，35岁。经量增多2年余，查体发现"子宫肌瘤"1天，门诊拟"子宫肌瘤"收住入院。2年前无明显诱因下出现经量增多，色暗红，伴较多血块。经期有头晕乏力，有痛经，月经周期同前，无经间期出血，无腰酸坠胀感，无尿频、尿急，无畏寒、发热等不适。本院妇产科超声示：膀胱充盈佳，子宫前位，大小约为82mm×75mm×90mm，形态正常，轮廓规则。双层内膜厚约为12mm，回声均匀。宫体右侧壁肌层内可见75mm×55mm×64mm低回声区，周边及内部可见血流信号，宫腔明显受压，瘤体周边距宫腔约2.3mm。右附件区见25mm×13mm无回声区，边界清晰，形态可，内液清，左侧附件区未见明显异常回声占位。检查结论：子宫肌瘤右附件区囊性块，生理性？予专科检查。直肠指诊：子宫前位，增大如孕3月余，质硬，形态不规则，活动欠佳，无压痛，双侧附件未及包块，无反跳痛，无增厚。患者入院时情绪焦虑，头晕乏力存在。急诊血常规：嗜碱性粒细胞分类0.014，嗜碱性粒细胞计数$0.07×10^9$/L，血红蛋白56g/L，红细胞压积20.4％，平均血红蛋白浓度275g/L，平均红细胞体积52.5fl，平均血红蛋白量14.4pg，红细胞分布宽度20.9％。予输注O型、RH阳性红细胞悬液3个单位，复查血常规血红蛋白72g/L。当天即在全麻下行"腹腔镜子宫肌瘤剥除＋左侧卵巢囊肿剥除＋盆腔粘连分解＋盆腔子宫内异病灶电灼术",术后诊断:"1.子宫平滑肌瘤。2.左侧卵巢巧克力囊肿。3.子宫内膜异位症Ⅰ期。4.缺铁性贫血"。术后予一级护理、禁食、吸氧、心电监护,抗炎、止血对症治疗。留置导尿管通畅,尿色清,盆腔引流管引流出淡血性液体。术后第二天查血常规示:红细胞计数3.70×10¹²/L,血红蛋白68g/L,红细胞压积23.1%。继续予输注O型、RH阳性红细胞悬液2个单位,体温为37.3~38.0℃。出院时复查血常规示血红蛋白89g/L,无头晕、乏力等不适。

护士长:

小谢护士已将病例汇报完,那么根据她描述的患者病症,你们觉得子宫肌瘤的临床表现有哪些?

护士小唐:

一、症　状

子宫肌瘤多无明显症状,仅在体检时偶然发现。症状与肌瘤部位、有无变性相关,而与肌瘤大小、数目关系不大。

(1)经量增多、经期延长:多见于大的肌壁间肌瘤及黏膜下肌瘤。肌瘤使宫腔增大,子宫内膜面积增加,并影响子宫收缩;此外,肌瘤可能使肿瘤附近的静脉受挤压,导致子宫内膜静脉丛充血与扩张,从而引起经量增多、经期延长。黏膜下肌瘤伴有坏死感染时,可有不规则阴道流血或血样脓性排液。长期经量增多可继发贫血,导致患者出现乏力、心悸等症状。

（2）下腹包块:肌瘤较小时,在腹部摸不到肿块,当肌瘤逐渐增大使子宫体积大于孕12周子宫体积时,可在腹部触及。巨大的黏膜下肌瘤可脱出阴道外,患者可因外阴脱出肿物就医。

（3）白带增多:肌壁间肌瘤可使宫腔面积增大,内膜腺体分泌增多,并伴有盆腔充血,致使白带增多。子宫黏膜下肌瘤一旦伴发感染,可有大量脓样白带;有溃烂、坏死、出血时,可有血性或脓血性、有恶臭的阴道溢液。

（4）压迫症状:子宫前壁下段肌瘤可压迫膀胱,引起尿频、尿急;宫颈肌瘤可引起排尿困难、尿潴留;子宫后壁肌瘤（峡部或后壁）可引起下腹坠胀不适、便秘等症状。阔韧带肌瘤或宫颈巨型肌瘤向侧方发展,嵌入盆腔内时,可压迫输尿管使上泌尿路受阻,导致输尿管扩张,甚至发生肾盂积水。

（5）其他:常见下腹坠胀、腰酸背痛,尤以经期症状加重。子宫肌瘤亦可引起不孕或流产。肌瘤红色样变时有急性下腹痛,伴呕吐、发热及肿瘤局部压痛;浆膜下肌瘤蒂扭转时可有急性腹痛;子宫黏膜下肌瘤由宫腔向外排出时,也可引起腹痛。

二、体　征

子宫肌瘤患者的体征与肌瘤大小、位置、数目及有无变性相关。大肌瘤可在下腹部扪及实质性不规则肿块。妇科检查可发现患者子宫增大,表面有不规则的单个或多个结节状突起。浆膜下肌瘤可扪及单个实质性球状肿块,且与子宫有蒂相连。黏膜下肌瘤位于宫腔内者,子宫均匀增大;脱出于宫颈外口者,窥阴器检查即可看到子宫颈口处有肿物,粉红色,表面光滑,宫颈四周边缘清楚。若伴感染时,可有坏死、出血及脓性分泌物。

护士长:

子宫肌瘤的分类有哪些?

护士小王:

按肌瘤所在部位,子宫肌瘤可分为宫体肌瘤(占92%)和宫颈肌瘤(占9%)。

肌瘤原发于子宫肌层,根据肌瘤发展过程中与子宫肌壁的关系分为以下3类。

(1) 肌壁间肌瘤:是指肌瘤位于子宫肌壁内,周围均被肌层包围,占子宫肌瘤的60%～70%。

(2) 浆膜下肌瘤:是指肌瘤向子宫浆膜面生长,突起在子宫表面,此类型约占20%。肌瘤表面仅由子宫浆膜层覆盖。当瘤体继续向浆膜面生长,仅有一蒂与子宫肌壁相连,成为带蒂的浆膜下肌瘤,营养由蒂部血管供应。因血供不足,易发生变性、坏死。若蒂部扭转而断裂,则肌瘤脱落至腹腔或盆腔,形成游离性肌瘤。若肌瘤位于宫体侧壁向宫旁生长,突入阔韧带两叶之间,则称为阔韧带肌瘤。

(3)黏膜下肌瘤:是指肌瘤向子宫黏膜方向生长,突出于宫腔,仅由黏膜层覆盖,称为黏膜下肌瘤,占10%～15%。肌瘤多为单个,使宫腔变形增大,子宫外形无明显变化。黏膜下肌瘤易形成蒂,在宫腔内生长犹如异物,常引起子宫收缩,导致肌瘤被挤压,经宫颈突入阴道。

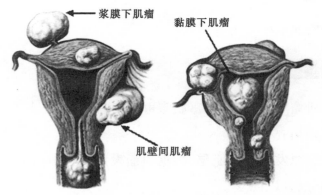

临床上子宫肌瘤常为多个,各种类型的肌瘤可发生在同一子宫,称多发性子宫肌瘤。

护士长:

子宫肌瘤的治疗方法有哪些?

护师小吕：

子宫肌瘤的治疗方法应根据患者的症状、年龄和生育要求，以及肌瘤的类型、大小、数目全面考虑后选择。

一、观察等待

无症状肌瘤一般不需治疗，特别是近绝经期妇女。绝经后，肌瘤多可萎缩，症状也会消失。每3～6个月随访1次，若出现症状可考虑进一步治疗。

二、药物治疗

药物治疗适用于症状轻、近绝经年龄或全身情况不可手术者。

（1）促性腺激素释放激素类似物：采用大剂量连续或长期非脉冲式给药，可抑制促卵泡生成激素（follicle stinulating hormone，FSH）和黄体生成素（luteinizing hormone，LH）分泌，降低雌激素至绝经后水平，以缓解症状并抑制肌瘤生长，或使其萎缩。但停药后，肌瘤又可逐渐增大到原来大小。用药6个月以上可产生围绝经期综合征、骨质疏松等副作用，故长期用药受限制。应用指征：①缩小肌瘤以利于妊娠；②作为术前治疗方法，用以控制症状，纠正贫血；③术前应用，以缩小肌瘤，降低手术难度，或使经阴道或腹腔镜手术成为可能；④对近绝经妇女，提前过渡到自然绝经，避免手术。一般应用长效制剂，每月皮下注射1次。常用药物有亮丙瑞林，每次

3.75mg,或戈舍瑞林,每次3.6mg。

（2）其他药物：米非司酮,12.5mg/d口服,可作为术前用药或用于提前绝经。但不宜长期使用,因其有拮抗孕激素的作用,可导致子宫内膜长期受雌激素刺激,增加子宫内膜增生的风险。

三、手术治疗

1. 手术适应证

（1）肌瘤导致月经过多,甚至出现继发性贫血,而药物治疗无效。

（2）肌瘤导致严重腹痛或性交痛或慢性腹痛,或浆膜下肌瘤出现蒂扭转。

（3）出现压迫症状。

（4）确定肌瘤是不孕或反复流产的原因之一。

（5）肌瘤生长速度加快,疑有恶变。

（6）手术可采用经腹、经宫腔镜及腹腔镜进行。

2. 手术方式

（1）肌瘤剔除术：①经阴道肌瘤剔除术（transvaginal myomectomy,TVM）,适合于带蒂的黏膜下子宫肌瘤,瘤体突出于阴道内,蒂根位置低,瘤蒂可在颈管内触及者；阴道较宽松,无盆腔粘连、子宫活动度好的单发肌瘤或数量小于3个的浆膜下或肌壁间肌瘤,不伴有卵巢病变者；宫颈肌瘤,如肌瘤位于宫颈阴道部者。TVM具有阴式手术微创性的优点,而相对于腹腔镜肌瘤剔除术,TVM具有经腹手术的部分优点,即可以触摸,减少遗漏,缝合时关闭瘤腔较确切。②宫腔镜肌瘤切除是治疗黏膜下肌瘤的最佳治疗方法。当肌壁间肌瘤瘤体突向宫腔超过1/2,不伴有其他部位的肌瘤或其他部位肌瘤较小可以忽略时,可选择宫腔镜手术。宫腔镜手术可切除肌瘤的大小尚无定论,侵及肌层的深度是其最先应考虑的因素。但对于肌瘤长径>5cm、位于肌层部分>50%的患者,采用宫腔镜手术切除有一定困难。③腹腔镜肌瘤剔除术的适应证仍未取得统一意见,与手术医师的手术经验关系密切。目前认为,浆膜下或阔韧带肌瘤、3~4个中等大小(直径≤6cm)的肌壁间子宫肌瘤、直径为7~10cm的单发肌壁间子宫肌瘤适合采用腹腔镜下子宫肌瘤剔除术治疗。对于直径>10cm的肌壁间肌瘤、数量大于4个或靠近黏膜下的肌瘤,以及宫颈肌瘤患者,采用腹腔镜肌瘤剔除有一定困难。④经腹肌瘤切除术适应证广泛,适于所有年轻、希望生育、具有手术指征的肌瘤患者,不受肌瘤的位置、大小和数目的限制,尤其是多发肌瘤估计其他方法难以切净、盆腔有多次手术史、粘连较重、子宫体积大于孕12周子宫体积的子宫肌瘤以及各种途径剔除术后复发的肌瘤。

(2)子宫切除术:①经阴道子宫切除手术适合于无盆腔多次手术史,盆腔无粘连、无炎症,附件无肿块或不需探查或切除附件者;个别腹部肥胖者;子宫体积不超过孕12周子宫大小者；伴有糖尿病、高血压、冠心病、肥胖等内科合并症不能耐受开腹手术者。阴式途径子宫切除术的优点同上，但处理附件问题有一定难度。术前需要评估子宫的大小、活动度、阴道的弹性和容量，及有无附件病变。②腹腔镜子宫切除适合于除瘤体太大（子宫体积大于孕14周子宫体积）、盆腔重度粘连、生殖道疑有恶性肿瘤或者一般的腹腔镜手术禁忌不宜选择腹腔镜的患者，其具备微创手术的优点。③经腹子宫切除，此方法术野暴露好，有利于处理难度较大的手术，可以完成经阴道和腹腔镜所不能完成的子宫切除，尤其适合肌瘤剥除术后复发、疑有恶变、盆腔粘连较重者。其缺点在于腹部创伤大，对腹腔干扰多，术后患者恢复较慢。④腹腔镜辅助阴式子宫切除，可克服阴式手术视野窄、不利于附件处理和分离盆腔粘连的问题，又具备微创的特点。但随着腹腔镜技术的成熟，这种手术方式逐渐被腹腔镜子宫切除替代。

四、其他治疗

（1）子宫动脉栓塞：通过阻断子宫动脉及其分支，减少肌瘤的血供，从而延缓肌瘤的生长，缓解症状。但该方法可能引起卵巢功能减退并增加潜在妊娠并发症的风险，因此对有生育要求的妇女一般不建议采用。其最大的优点就是可以保留子宫的完整性，促进患者的快速恢复。但是其主要的缺点是患者易出现栓塞综合征。

（2）宫腔镜子宫内膜切除术：适用于月经量多、没有生育要求,但希望保留子宫或不能耐受子宫切除术的患者。

（3）子宫肌瘤射频消融术:原理是利用350~500kHz的高频率交流电,在治疗电极的辅助下进入病变组织,借助弥散电极形成回路,其中电极针的周围组织离子在电流作用下会产生震动,并且通过彼此的摩擦产生一定的热量,当局部的温度超过45~50℃后,会让正常细胞内的蛋白变性,细胞的双层质膜不断溶解,最终导致细胞膜的崩溃。在这个过程中,组织细胞内的水分也会不断丧失,导致组织凝固性坏死的发生。这是一种安全有效的治疗方式,而且具有微创性特点,所以很容易被患者接受。但是,使用射频消融术治疗子宫肌瘤也会导致少量阴道出血、分泌物增加和盆腔感染等并发症。通过止血消炎等方法可以有效治疗并发症。我们在实际治疗中也发现,运用射频消融技术治疗子宫肌瘤确实具有操作简单、安全和微创的特点,同时还具有治疗所需的时间较短,患者不需要住院治疗的优点。另外,治疗费用低和疗效确切也是患者容易接受的主要原因。但是该疗法也具有明显的缺点,其治疗效果与肌瘤大小密切相关。对于直径>5cm的肌瘤难以一次性消融完全,而且过多的坏死物质也容易导致感染和败血症等并发症。另外,肌瘤位置也会影响治疗效果。当肌瘤位于子宫前壁、底部及宫颈部位时,穿刺电极易达到理想的位置,治疗效果好;如果肌瘤位于侧壁和后壁,效果则较差。

（4）海扶刀：是将体外低能量（<3w/cm²）超声波聚焦在体内特定靶区，通过聚焦处高能量（>1000w/cm²）超声波产生瞬态高温效应、空化效应，杀死靶区肿瘤细胞。海扶刀治疗有脂肪不过热、穿透性好、指向性强、对正常组织损伤小等特点，且在膀胱充盈状态下，超声能量丢失少。因此，对子宫肌瘤治疗具有无可比拟的优点。

护士长：

该患者比较担心手术情况，那么怎样做好术前宣教呢？

护士小景：

（1）心理护理：术前患者因缺乏对腹腔镜手术的了解，容易出现焦虑、紧张的情绪，所以术前需向患者介绍腹腔镜手术的基本知识以及注意事项等，以缓解患者的焦虑、紧张等情绪。

（2）皮肤护理：一般腹腔镜手术均采用三孔或四孔操作，从腹部脐孔处进针。因此，术前一天需用液体石蜡润滑清理脐孔。嘱患者晚上洗浴时用温水冲洗干净皮肤，术前用聚维酮碘对皮肤进行清洁、消毒可有效预防术后感染。

（3）肠道护理：术前需对肠道进行护理，刺激肠道蠕动，排空肠内积气，清除肠内粪便，以便术中充分暴露术野，降低术后并发症的发生。我科多采用口服复方聚乙二醇电解质散溶液的方法。该方法清肠速度快,清洁效果较好,患者的不良反应少。也可采用磷酸钠盐灌肠液早晚1次行肠道准备。

（4）阴道护理:清洁阴道的目的是防止阴道内定植的病原菌上行进入到腹腔导致感染。所以在妇科腹腔镜手术之前,需要对阴道进行常规的准备。我科术前采用聚维酮碘每日消毒阴道或者硝呋太尔制霉素引道软胶囊睡前阴塞,均起到了较好的清洁作用。

护士长:

患者术后回病房后,在护理方面又应注意什么?

护师小沈:

（1）常规护理:在患者回病房前,需要事先准备好急救药品及器械。患者回病房后需去枕平卧6h,并将头偏向一侧,以防止吸入呕吐物和舌后坠,保证呼吸畅通。在术后6h内,需密切监测患者的体温、呼吸、脉搏、血压,并根据患者的具体情况调整输液速度。指导患者在苏醒后先进流质饮食。根据患者肠功能恢复情况制定合理的食谱,并鼓励患者尽早下床进行活动,以加快恢复。观察切口有无渗血、渗液,如出血较多要及时向医生汇报,并及时更换敷贴。

（2）疼痛护理:在术前需与患者沟通,讲明术后会出现疼痛的原因。但腹腔镜术后一般疼痛程度较轻,大多数患者的疼痛时间也较短。对于可耐受的疼痛,可指导患者自行采用多种方法减轻疼痛;对于少数疼痛较为严重的患者,给予药物镇痛,以减轻患者的痛苦。我科多采用曲马多及氟比洛芬酯止痛治疗,有些患者术后予止痛泵止痛。

(3)尿管护理:在术后需密切观察并记录患者的导尿管、尿液情况。保持导尿管通畅,并观察尿量及尿色变化,妇科手术后导尿管均不允许夹毕尿管。

(4)腹腔引流管的术后管理:注意保持引流管通畅,随时观察,引流管不能受压或扭曲折转成角,特别是在应用腹带时更应注意,以免影响引流。还要注意引流管的床旁固定牢靠,避免移位和脱出。另外,还需注意保持各种引流管与伤口或黏膜接触部位的清洁,防止感染。注意观察引流物的颜色、性状及量,及时发现异常情况以便处理。

(5)预防并发症的护理:若患者术后护理不当,则易发生静脉血栓、寒战、热能损伤、输尿管及神经损伤、皮下气肿等并发症,一经发现需及时处理。尤其是皮下气肿,其是腹腔镜手术特有的并发症,一般在出现该并发症后,应立即给予患者被动运动,增加局部的血液循环,一般在 3~5d 后此症可得到缓解;若是出现大范围的皮下气肿,则需要医生进行医治。

护士长：

这里既然提到并发症了，那么腹腔镜术后有哪些并发症？

护师小吴：

（1）出血：这是比较严重的并发症，多发生于术后24h内，主要表现为切开部位渗血，要查看脐孔和耻骨上两点有无出血，发现渗血较多时，及时更换敷料，必要时予腹带加压包扎，效果不佳者可在脐孔处缝合1针止血。

（2）呼吸道感染：表现为术后咽喉疼痛、咳嗽、痰多等症状，护理时鼓励患者早下床活动，深呼吸，慢慢用力扣拍背部，必要时予化痰等药物雾化吸入。

（3）腹部和肩背部酸胀：充气式腹腔镜因为术中应用气体及手术体位、时间的关系，患者可能会有不同程度腹胀和肩背酸胀。术后继续吸氧6h以上，对肩背部、季肋部进行按摩，每次3～5min，3次/d，持续2～3d。术后采用头低脚高位，使下腹部和下肢抬高15°～30°，持续2～3d。鼓励患者术后4～6h尽可能下床活动，适当地增加青菜、水果等纤维素的摄入量，避免术后腹胀的发生。同时禁食牛奶、甜食、鸡蛋等，易引起肠胀气的食物。

（4）切口感染：腹腔镜手术极少感染，多数感染仅限于穿刺口皮肤。感染可能与含有醛类的手术器械有关,应用前消毒液体没有用生理盐水彻底冲洗干净,残存的消毒液使穿刺口创面产生化学性炎症,导致切口延迟愈合;右下腹较大穿刺孔为向外夹取切下的组织和标本的通道,反复夹取可增加感染风险;与穿刺鞘挤压时间过长,引起切口周边皮肤缺血损伤及坏死等有关。

(5)胃肠道反应:术后恶心、呕吐是常见的麻醉后反应,待麻醉作用消失即可停止;也可因术后药物的影响而产生恶心、呕吐。给予腹腔镜术后患者饮食指导。术后6h给予流食,如米汤、菜汤、萝卜汤等,但避免食用牛奶、豆浆、甜品等食物,以免出现肠胀气,肛门排气后给予半流质,少量多餐。术后第二天可视情况给予软食或普食。恶心、呕吐剧烈者给予药物治疗或针刺疗法。

(6)引流管:术后留置引流管可将盆腔内残留的冲洗液、血液以及渗出液等引流出体外,并能及时发现有无内出血。在留置期间,要保持引流管通畅,避免扭曲、受压、阻塞,严密观察引流液的颜色、性质和量。

(7)膀胱、输尿管损伤:由于膀胱临近子宫,在手术时容易受到损伤。损伤的原因可能是在膀胱充盈状态下操作;下腹部有手术史,导致膀胱位置发生改变;分离粘连的膀胱和子宫时,损伤膀胱。

护士长：

出院指导应注意什么？

护士小胡：

（1）保守治疗者，每3～6个月随访1次，观察肌瘤是否增大及是否发生变性。

（2）行子宫全切除术者，一般需要休息3个月；行子宫次全切除术、肌瘤剔除术、阴式子宫切除术者，一般需要休息1个月。

（3）术后2周内严密观察阴道流血量，一般不超过月经量，如超过月经量应及时来院检查，查明出血原因。

（4）子宫全切除术后3个月内禁止盆浴及性生活；子宫次全切除及阴式手术1个月内禁止盆浴及性生活，以免影响组织愈合；术后避免重体力劳动。

（5）加强营养，饮食以清淡、易消化、高蛋白、高维生素营养丰富的饮食为主。饮食中应有膳食纤维，防止发生便秘。

（6）保证按时复诊，术后1个月来门诊复查。

（7）保持外阴清洁，及时更换内衣裤、卫生护垫。

护士长：

子宫肌瘤易复发,那么平时应注意什么?

护士小童：

子宫肌瘤患者应当尤为注意如下事项,时刻警惕疾病的发展和恶化,可采用相应的预防措施。

1. 注意事项

（1）青年妇女尚未生育者,准备妊娠时,如肌瘤大小超过4cm,应行肌瘤剔除术,以免肌瘤影响妊娠。

（2）子宫肌瘤切除后,需避孕半年至1年再妊娠。

（3）子宫肌瘤患者需谨慎使用避孕药,因其中所含的激素可能会使肌瘤增大。

（4）鉴于内分泌失调对子宫肌瘤的影响很大,所以患者需保持心情舒畅,以防止抑郁等情绪影响肌瘤。虽然子宫肌瘤的恶变率很小,但是由于其临床表现复杂,而且卵巢和宫颈的疾病都强调预防为主,故主张妇女每年至少做1次妇科检查。

2. 预防措施

（1）防止过度疲劳,经期尤应注意休息。

（2）多吃蔬菜、水果,少食辛辣、刺激性食品。

（3）保持外阴清洁、干燥,内裤宜宽大;若白带过多,应注意随时冲洗外阴。

（4）确诊为子宫肌瘤后,应每月到医院检查1次。如肌瘤增大缓慢或未增大,可半年复查1次;如增大明显,则应考虑手术治疗,以免压迫腹腔脏器或出现严重出血。

（5）避免再次怀孕。患子宫肌瘤的妇女在做人工流产后,子宫恢复差,常会引起长时间出血或慢性生殖器炎症。

（6）如果月经量过多,要多吃富含铁质的食物,以防发生缺铁性贫血。

（7）不要额外摄取雌激素,绝经以后尤应注意,以免子宫肌瘤增大。

（8）需要保留生育能力而又必须手术治疗的,可行肌瘤挖除术。

实习生小吴:

一般什么情况下患者需要输血? 贫血怎么分类?

主管护师小楼:

输血基本标准是血红蛋白<70g/L。男性成人血红蛋白量<120g/L,女性成人血红蛋白量<110g/L,孕妇血红蛋白量<100g/L,可诊断为贫血。贫血严重程度分类标准是:血红蛋白量在90～120g/L为轻度贫血,在60～90g/L为中度贫血,在30～60g/L为重度贫血,血红蛋白量<30g/L为极重度贫

血。正常人血液中血红蛋白的参考范围为男性120~160g/L，女性110~150g/L，新生儿170~200g/L；正常红细胞数男性为4.0~5.5×10^{12}/L，女性为3.5~5.0×10^{12}/L。

护士长：

患者贫血时饮食上怎样宣教？

护士小张：

妇科疾病多会造成出血，同时手术创伤也会造成失血，因而常会出现贫血，要适当多吃补血食物。

（1）含铁丰富的食物：主要包括动物血、内脏（肝脏、肾脏、心脏）、瘦肉；海产品，如海带、紫菜、虾类、贝类等；蔬菜、水果，如番茄、桃、杏、大枣、柑橘等；菌菇类食品，如蘑菇、木耳等。此外，豆制品、菠菜、芹菜、白菜、油菜、胡萝卜、金针菇、韭菜、荠菜等也很重要，它们均含有丰富的铁。禁饮浓茶、咖啡等，因为浓茶和咖啡可以抑制铁的吸收。另外，常用铁锅炒菜、煮饭，有助于增加食品中的含铁量。

（2）含维生素C丰富的食品：维生素C可以使食物中的三价铁还原为二价铁，利于机体对铁的吸收和利用，如各种新鲜蔬菜与水果，特别是番茄、柑橘、猕猴桃、杨梅、柠檬、山楂等含维生素C最为丰富。蔬菜、水果应注意保鲜，蔬菜烹调应先洗后切、切好就炒，尽量缩短在空气中的暴露时间，宜多用蒸、煮和急火快炒,少用煎炸,以减少维生素C的氧化、破坏。

（3）其他:大枣、黑芝麻、当归、三七、阿胶、何首乌、熟地、桂圆肉、枸杞等药食两用品可与小米、粳米、肉类等配制成多种药膳食品。

护士长:

服用铁剂应注意什么?

护士小叶:

（1）口服铁剂对胃肠道有刺激性,可导致恶心、上腹部疼痛、腹泻等胃肠道症状,故一般应饭后服用,以减轻刺激。同时,还应从小剂量开始,逐渐增加剂量,以增强胃肠道的耐受性。另外,也常见便秘、粪便显褐黑色,长期大量应用铁剂,可发生血色病。

（2）服用铁剂期间不要喝浓茶或咖啡。因为茶和咖啡中含有大量的鞣酸,能与铁生成不溶性的沉淀,妨碍铁的吸收。还应避免将铁剂与四环素、新霉素、维生素E、阿司匹林、复方丹参片、碳酸钙等药物同时服用,以免影响药效。若需要同时应用,最好间隔2～3h。

（唐燕燕）

参考文献

[1]敖卫,全丽萍,陈艳,等.海扶刀治疗子宫肌瘤的护理及观察[J].中国保健营养(中旬刊),2012(6):212-213.

[2]方晓凤.全程优质护理服务模式在妇科腹腔镜手术中的应用[J].实用预防医学,2014,21(3):360-362.

[3]金玉子.子宫肌瘤术前术后健康教育[J].医学信息,2013(21):460-460.

[4]李海红.浅谈子宫肌瘤临床预防护理宣教[J].饮食保健,2016,3(12):147.

[5]彭松.超声消融子宫肌瘤接受程度及超声造影在消融子宫肌瘤时的作用评价[D].重庆医科大学,2012.

[6]田烨.妇科腹腔镜术后并发症的观察及护理[J].临床医药践,2015,24(1):60-63.

[7]魏红梅,施如霞.妇科腹腔镜手术患者的配合及护理干预研究[J].中国医药导报,2013,10(29):143-145.

[8]肖文连,姜在波,朱康顺,等.子宫动脉栓塞术治疗子宫肌瘤临床研究[J].介入放射学杂志,2004,13(2):144-146.

[9]殷雪梅,刘印峰,刘爽.子宫肌瘤介入治疗的临床观察及护理[J].中国保健营养(中旬刊),2014(6):3643-3643.

[10]于凤英,张素云.剖宫产术同时行子宫肌瘤剔除术经验体会[J].中国医药,2006,1(2):120-121.

案例十七　高处坠落伤

【查房内容】高处坠落伤患者的伤情评估及急救护理措施
【查房形式】三级查房
【查房地点】病房

护士长：

　　人体从高处以自由落体运动坠落,与地面或某种物体碰撞发生的损伤称为坠落伤。建筑业的迅速发展使高楼大厦剧增,导致高处坠落伤发生人数增多,高处坠落伤已成为继交通事故外导致严重创伤和致死的最常见原因之一。高处坠落伤具有组织脏器损伤重、病情变化快、休克率高、死亡率高的特点,多数需急诊手术,若在坠落中合并二次伤害,则病情将更为复杂。因此,护理人员对高处坠落伤患者的病情观察、转运及治疗配合尤为重要。今天,我们对1例高处坠落伤患者进行护理查房,希望通过这次查房大家都有新的收获。

　　廖先生,您好!今天,我们就您的病情进行护理查房,目的是让护理人员学习关于您病情的相关知识,从中您还可以获得有关自己疾病的一些注意事项。现在要打扰您一下,有可能还需要您的配合,您看可以吗?

患者廖先生:

可以。

护士长:

真是太感谢您了! 那么首先请责任护士小陈来汇报一下病史。

责任护士小陈:

廖先生,39岁。2017年12月18日,因在高空作业时不慎从4米高处坠落,头部着地,即呼之不应,强烈刺激肢体有回缩。急诊拟"高处坠落伤,急性硬膜外血肿,腹部闭合伤,左侧多肋骨骨折"收住入院。当日15:15,急诊入院时,患者浅昏迷,予双鼻导管吸氧3L/min,体温37.2℃,心率102次/min,呼吸17次/min,血压120/68mmHg,血氧饱和度99%。查体:患者全身多处擦伤,格拉斯哥昏迷评分(Glasgow coma scale,GCS)7分,刺痛睁眼2分,不能言语1分,重症监护疼痛观察工具(criticd-care pain observation tool,CPOT)疼痛评分4分。双侧瞳孔等大等圆,直径为2.5mm,对光反射灵敏,双眼无青紫肿胀,无耳鼻流血;胸骨下缘可见2cm×3cm皮肤淤青,胸廓挤压试验阳性,未及反常呼吸;右上腹部近腋前线可见4cm×5cm皮肤淤青,腹肌紧张,移动性浊音阴性;四肢肌力检查不配合,双侧病理征阴性。查血常规:红细胞计数$4.05×10^{12}$/L,白细胞计数$5.8×10^{9}$/L,血红蛋白112g/L。头颅CT示:左侧颞顶部硬膜外血肿,左侧枕部皮下血肿。腹部CT示:肝脏内可见斑片状、片状略低密度影,肝挫伤可能。入院3h后,于急诊行"左侧顶硬膜外血肿清除术及颅骨复位术"。患者术中出血量约300mL,未输血,头皮下硬膜外留置硅胶引流管1根外引流。术后转ICU,经口气管插管,接呼吸机辅助通气,持续有创血压监测,每小时观察1次瞳孔。术后第二天,患者意识转清,拔出气管插管,鼻导管吸氧3L/min,头皮下硬膜外引流管引流出淡血性液体约80mL。患者诉稍感头部胀痛,NRS评分为3分,上腹部钝痛NRS评分为1分,腰背部钝痛NRS评分为2分,上下肢疼痛、麻木,不能活动。术后第三天,患者神志清,头皮下硬膜外引流管引流出淡血性液体约10mL,医嘱予拔出引流管转普外科病房。今晨检查异常指标。复查腹部CT:肝内低密度影,对比18日CT,密度较前减低,首先考虑挫伤。头颅CT示:左侧硬膜外血肿术后改变,对比前片(18日),原颅内积气已消失,目前左侧颞顶部硬膜外少许混杂密度影,提示包裹性积液可能。目前,治疗措施有补液、抗感染、护肝、护胃、营养支持等。患者现主要护理问题有:①焦虑;②营养失调,摄入量低于机体需要量;③潜在并发症

（再出血）；④活动无耐力。

患者廖先生：

原来我的病情这么复杂。

护士长：

是的，但是廖先生您别担心，您的病情现在已经基本稳定了。小陈病史汇报得很详细，刚刚病史汇报时提到廖先生入院诊断是"高处坠落伤"。那么，高处坠落伤的基本特点是什么呢？

护师小徐：

（1）损伤发生的部位常较广泛，但内重外轻。无论人体哪一部位是着地点，一次外力往往会导致头、胸、腹、骨盆、脊柱及四肢同时发生损伤。体表损伤主要是大片状擦伤及挫伤，少有挫裂创，而且多分布在裸露部位，而骨质和内脏损伤重，常伤及重要器官，因此死亡率很高。

（2）坠落导致的体表和内部损伤，虽然较广泛而且重，但其外力作用的方向或方式是一致的，可以用一次外力作用形成解释。

（3）坠落伤符合减速运动损伤的特点，既可见于人体着地部位，也可发生于远离着力点的部位。如头顶部着地时，除接触部位的颅骨骨折及脑损伤外,颅底、枕骨大孔周围及颈椎也常有骨折存在;枕部着地常在对侧额极和颞极发生对冲性脑挫伤、枕叶挫伤轻。

（4）由于坠地时,人体躯干突然停止运动,而内部器官受惯性影响,仍继续前进,因此连接各器官的系带和血管,如脾蒂、肝蒂、肺门和肠系膜根部等处可见挫伤或撕裂伤。当坠落高度较高时,则坠落伤的损伤程度较重,如颅骨严重粉碎变形、脑组织重度挫裂,甚至外溢;多发性肋骨或四肢长骨骨折;多发性胸腹内脏破裂,甚至肢体横断。

（5）坠落时与地面碰撞部位所形成的擦伤,常较局限,边缘不清晰;挫伤出血可能较大,但无一定形状;颅骨骨折多为非凹陷性线状骨折,常延伸较长,如自颅顶延伸至颅底,颅缝分离明显,表现为较大平面着力的特点。坠地时因胸腹内压突然增高,还可引起毛细血管出血。

护士长：

小陈说得很好。高处坠落伤患者临床表现常为内重外轻,亦可造成头部、颈部、胸部、四肢等部位的严重外伤,伤情复杂,极易漏诊。早期明确其致伤规律及其损伤严重程度,对高处坠落伤的救治极为重要。高处坠落伤的病情严重程与哪些有关呢?

护师小童：

高处坠落伤的病情严重程度与患者的坠落高度、体重及坠落地面情况有关。坠落时,冲力的大小可根据物理学冲力公式 $F=Mg(h/\Delta h)$ 计算。式中 F 是冲力,M 是人体重量,g 是重力加速度(常数),h 是坠落高度,Δh 是从碰撞开始至身体静止的过程中身体重心移动的距离。根据这一公式,人体重量越大,坠落高度越高,坠落后人体所受的冲击力也就越大,所受损伤也就较重。从同一高度坠落时,小孩体重轻,坠落伤就较大人轻得多。坠落点地面(物体)的表面性质,对于损伤形成及其后果的影响很大,从上述公式 Δh 的作用可看到,Δh 越大,则冲力越小。身体坠落在柔软而有弹性的地方,其 Δh 值要比坠落在水泥地面上大几十或上百倍,因此身体所受损伤可以明显减轻。

护士小张：

高处坠落伤的病情严重程度与接触方式和着地部位有关。头部首先着地,头皮可发生挫裂创,颅骨受压可引起颅骨和颈椎骨折,甚至立刻脑浆迸裂而死。即使坠落高度不高,也会造成严重损伤。臀部着地时,由于有衣物及丰满的脂肪和肌肉组织衬垫,对暴力有一定缓冲作用。如坠落高度不高,损伤往往较轻,但常出现脊柱骨折。下肢垂直着地时,冲力分配在较小面积上,震动波传导至内脏,可发生内脏破裂、广泛性骨折。一侧躯干着地时,双侧的肋骨均可发生骨折。

护士小史:

在人体从坠落起点到达着地处时,中间如有突出物,坠落时身体又会触及,可以起到缓冲作用,使人体接触地面时的冲击力减小,所致损伤也可以轻一些。如突出物是柔软的,有弹性的,则所起的作用更大。

主管护师小胡:

国内有研究报道,年龄与高处坠落伤患者的损伤严重程度有关:年龄<15岁者多见颅脑及颌面部损伤,以中度伤最多见;年龄≥15岁者常见脊柱、胸部、下肢及连锁性损伤,多为中度伤及严重伤。

护士长:

大家都说得很好,坠落伤的患者病情危险、复杂,致伤影响因素众多,且常合并有隐形损伤。因此,对高处坠落伤患者的病情评估尤为重要,可影响进一步的救治策略。现在我们一起讨论一下多处坠落伤患者的病情评估要点有哪些?

护士小袁：

通气障碍和大出血是损伤早期患者死亡的直接原因。因此，评估的重点是患者的气道是否通畅，是否存在活动性出血，应严密监测患者的呼吸循环情况。若患者无呼吸及心跳，应立即行 CPR。同时，追问病史有助于医护人员全面评估患者的病情。

主管护师小于：

对高处坠落伤患者还要加强各专科性观察及护理。

（1）颅脑损伤：控制脑水肿，防止脑疝发生，严密观察患者神志、瞳孔及各种反射的变化，根据医嘱给予脱水和利尿剂，必要时行冬眠疗法。

（2）胸部损伤：及时发现反常呼吸，用棉垫加压固定，亦可用呼吸机正压通气；有血气胸者配合进行胸腔闭式引流术，随时观察是否有继续出血的现象。

（3）多发性骨折：高处坠落伤均合并不同程度的开放或闭合性骨折，对闭合性骨折可以直接进行固定，开放性骨折可直接在伤口上放置厚敷料绷带加压包扎，以不出血不影响伤肢血运为宜。

（4）不明原因性休克：未观察到可致低血压的损伤，在大量补液的前提下配合进行辅助检查，确定患者是否有内部脏器损伤造成的大出血,并积极做好输血和手术前准备。

（5）肾功能衰竭:伤后休克和低血容量血症是导致肾功能衰竭的主要原因,及时测量和记录留置导尿管每小时尿量,定期监测肾功能。

护士长:

小于说得很正确。该患者存在硬膜下出血、多处肋骨骨折及肝挫伤,我们的专科性观察应更有所针对。

实习护士小赵:

老师,脑疝发生时患者会有什么临床表现呢?

护师小应:

脑疝主要分为小脑幕布切记疝、枕骨大孔疝和大脑镰下疝。

1.小脑幕切迹疝的临床表现

（1）颅内压增高:表现为剧烈头痛及频繁呕吐,其程度较在脑疝形成前更加剧烈,并伴有烦躁不安。

（2）意识改变:表现为嗜睡、浅昏迷以至昏迷,对外界的刺激反应迟钝或消失。

（3）瞳孔改变:两侧瞳孔不等大,起初时病侧瞳孔略缩小,对光反应稍迟钝,以后病侧瞳孔逐渐散大,略不规则,直接及间接对光反应消失,但对侧瞳孔仍可正常,这是患侧动眼神经受到压迫牵拉所致。此外,患侧还可有眼睑下垂、眼球外斜等表现。如脑疝继续发展,则可出现双侧瞳孔散大,对光反应消失,这是脑干内动眼神经核受压,导致功能失常所引起。

(4)运动障碍:大多发生于瞳孔散大侧的对侧,表现为肢体的自主活动减少或消失。脑疝的继续发展使症状波及双侧,引起四肢肌力减退或间歇性地出现头颈后仰,四肢挺直,背躯过伸,呈角弓反张状,称为去大脑强直,是脑干严重受损的特征性表现。

(5)生命体征的紊乱:表现为血压、脉搏、呼吸、体温的改变。严重时血压忽高忽低,呼吸忽快忽慢,有时面色潮红、大汗淋漓,有时转为苍白、汗闭,体温可高达41℃以上,也可低至35℃以下而不升,最后呼吸停止、血压下降、心脏停搏,最终死亡。

2. 枕骨大孔疝的临床表现

患者常只有剧烈头痛,反复呕吐,生命体征紊乱和颈项强直、疼痛,意识改变出现较晚,瞳孔常无改变,呼吸骤停发生较早。

3. 大脑镰下疝的临床表现

当坠落伤引起病侧大脑半球内侧面受压部的脑组织发生软化坏死时,可出现对侧下肢轻瘫、排尿障碍等症状。

实习护士小钱：

老师,怎样判断患者处于休克状态？我遇到有些患者血压是正常的,但医生诊断患者处于休克状态。

护士长：

小钱的问题问得非常好,对于危重患者休克征象的判断是临床每个护士必须掌握的专业知识。现在大家来讨论一下,休克的征象有哪些？

护师小朱：

（1）意识改变：包括烦躁、淡漠、谵妄、昏迷,意识状态是反映脑灌注的敏感指标。

（2）尿量减少：充分补液后尿量仍然小于0.5mL/（kg·h）,提示肾脏血流减少、循环血容量不足。

（3）外周组织低灌注：表现为皮肤湿冷、发绀、苍白、花斑等；毛细血管充盈时间＞2s。

护士长：

小朱说得很对。大家平时需注意,休克常合并低血压（定义为收缩压＜90mmHg,脉压＜20mmHg,或原有高血压者收缩压自基线下降≥40mmHg）,但低血压并非急性循环衰竭

（休克）诊断的必要条件。临床有哪些辅助检查可提示我们患者为休克状态？

护士小吴：

休克指数可提示患者是否处于休克状态。

休克指数＝脉搏/收缩压。

休克指数 0.5 为正常。

休克指数 1 为轻度休克，失血量为 20％～30％。

休克指数＞1 为休克。

休克指数＞1.5 为严重休克，失血量为 30％～50％。

休克指数＞2 为重度休克，失血量＞50％。

护师小尹：

血乳酸是反映组织缺氧和细胞氧利用障碍的敏感指标。其中，动脉血乳酸反映全身细胞缺氧状况，静脉血乳酸反映回流区域缺氧状况。血乳酸＞2mmol/L 的失血性休克患者病死率将明显升高。

护师小钱：

还可以通过连续测定血红蛋白的水平来判断患者是否存在活动性出血。血红蛋白每下降 1g，对应的失血量约为 400mL。

护士长：

高处坠落伤救治护理是一个动态过程，应将观察、评估、抢救、治疗、护理同时进行，把抢救伤员放在第一位，对伤情进行及时判断和早期的处理，为后续治疗奠定良好的基础。大家针对多发伤患者的评估已经发表了很多意见，那么高处坠落伤患者的急救护理要点有哪些？

护师小倪：

（1）保持呼吸道通畅：应及时清除患者呼吸道内的血液、分泌物及呕吐物，头偏向一侧，给予氧气吸入，流量为4～6L/min，必要时进行气管插管，由呼吸机辅助呼吸。

（2）维持有效循环：迅速建立2条静脉通道，穿刺部位选择健侧肢体或颈外静脉，采用静脉留置针，快速输入大量液体，以补充有效循环血量；同时做好输血前准备。

（3）转运：抬放伤员时，避免拖、拉等动作，颈部和躯干不能前屈或扭转，应使脊柱伸直搬运，最好用铲式担架，为防止从担架上坠下，应用担架床档或安全带进行束缚。

护士长：

高处坠落伤的救治原则：先救命后治伤。急救重点是恢复通气，改善缺氧，止血、补充血容量，维持循环稳定，并对患者呼吸循环进行严密监测,及时发现其他隐匿性损伤,避免抢救过程中的疏漏,并为进一步治疗做好转运工作。现在我们一起来讨论一下怎样完成高处坠落伤这类危重患者的转运工作。

主管护师小沈:

转运前需做好评估工作。根据患者的病情特征及临床表现等情况,从患者的生命体征、意识状态、呼吸支持、循环支持、主要临床问题及转运时间六方面进行评估,确定转运的分级及所需配备的人员和装备,以实现资源优化、安全转运。

实习护士:

老师,转运分级是什么?

护师小郝:

我国目前急诊危重症患者转运共识依据患者生命体征、呼吸循环支持等内容对转运分级进行综合分级(Ⅰ级、Ⅱ级、Ⅲ级),并依据分级标准配备相应转运人员及装备。Ⅰ级患者是指具有随时危及生命的临床问题,采取相应医疗支持后生命体征仍不平稳,GCS评分<9分,需要人工气道支持(呼气末正压≥8cmH$_2$O、吸入氧浓度>60%),应用2种及以上血管活性药物治疗;Ⅱ级患者指具有可能危及生命的临床问题,采取相应医疗支持后生命体征相对平稳,GCS评分9～12分,需要人工气道支持(呼气末正压<8cmH$_2$O、吸入氧浓度<60％)及血管活性药物治疗;Ⅲ级患者指呈慢性病程,生命体征尚平稳,GCS评分>12分,无须人工气道支持及血管活性药物治疗。

护士小黄:

根据转运分级等级进行有效沟通。

(1) 与患者家属沟通:告知转运风险,获取家属的知情同意及配合。

(2) 与团队内部沟通:明确职责,相互配合。

(3) 与接收部门沟通:详细告知患者病情及预计转运时间,做好相应准备工作。

护师小王:

转运前充分准备,包括转运人员、转运装备、患者及接收方的准备。

(1) 转运人员准备。一是按照转运分级人员配备标准要求选定相应的医护人员;二是做好转运人员分工,明确职责。根据急诊的特殊性,护士群体相对固定,熟悉工作流程以及应急方案,由转运护士来担当领队,并负责转运过程中的协调管理工作。

（2）转运装备准备。一是按照转运分级装备配备标准要求配备相应的仪器设备和药品；二是调试并试运行转运仪器设备，及时发现并解决问题。

（3）患者准备。出发前按照转运分级再次评估病情（主要包括生命体征、意识、呼吸及循环情况等），并检查各种管路及引流管是否已经固定妥当，确保通畅，尽量在患者病情稳定的情况下转运。

（4）接收方准备。告知接收方患者的病情及生命体征、所用仪器设备、用药情况及到达时间等，使其做好充分接收患者的准备。

（5）设计最佳转运路线。

主管护师小胡：

转运途中的护理要点：①为确保患者安全，医护人员必须各司其职，在转运过程中持续监测生命体征；患者在床单位间移动过程中，要注意各种管路连接的有效性，避免牵拉松脱；保证仪器正常工作；力求在最短时间内完成转运工作。②为确保医护人员安全，转运仪器须规范放置，防止被仪器砸伤；同时，在转运途中也要特别注意行人，避免意外事件。

护师小张：

转运到目的科室后,妥善安置患者,保障患者各管路及给药通路的有效性,就患者的病情及治疗与接收科室进行交接。

护士长：

转运完成后,还需对整体转运工作进行综合评价,为后续完善转运方案及患者治疗决策提供依据。再次评价患者转运的获益与风险,评估患者的病情是否稳定,并对转运人员组成的合理性、计划措施的针对性和预见性、沟通的有效性进行评价。

患者小廖：

原来你们在救治过程中做了这么多工作,太感谢你们了!

护士长：

这是我们的本职工作,您的康复就是对我们最大的肯定。现在,我总结一下今天的查房。这次查房,我们主要学习了高处坠落伤的疾病特点及影响因素,病情的评估方法特别是专科评估中脑疝及休克征象的观察以及急诊救护工作要点及危重患者的转运工作。希望通过今天的查房，大家都能巩固高处坠落伤的相关理论知识。

责任护士小陈：

廖先生，今天打扰您这么久，非常感谢您的配合，希望我们这次查房对您也有所帮助。您好好休息，我等会儿再来看您。

（陈海燕）

参考文献

[1]蔡贤华,刘曦明,谭宗奎等.年龄与地面性质对高处坠落伤致伤规律及其严重度的影响[J].中华创伤骨科杂志,2015,17(5):417-419.

[2]高健,刘晓颖,史冬雷.《急诊危重症患者院内转运共识》解读——标准化分级转运方案的实施[J].中国急救医学,2017,37(6):485-487.

[3]刘华晔,曹艳佩,杨晓莉.急诊患者院内转运流程的持续改进[J].护理学杂志,2017,32(12):5-7.

[4]王轶宁,陈光.创伤指数评分在高处坠落伤伤员伤情评估中的意义[J].中华创伤杂志,2014,30(7):710-712.

［4］王春耀,杜斌.2014年欧洲危重病医学会休克及血流动力学监测共识［J］.中华急诊医学杂志,2015,24(2):139-141.

［5］万林,施素华,孔悦,等.危重患者院内转运的研究进展［J］.中华护理杂志,2016,51(8):975-978.

［6］Cecconi M, De Backer D, Antonelli M, et al. Consensus on circulatory shock and hemodynamic monitoring. Task force of the European Society of Intensive Care Medicine ［J］. Intensive Care Med,2014,40(12):1795-1815.

［7］De Backer D. Lactic acidosis ［J］. Intensive Care Med, 2003 , 29(5):699-702.

［8］Esin IA, Alabi S, Lawal OA. Childhood injuries in a tertiary institution in north east Nigeria ［J］. Afr J Paediatr Surg, 2013 ,10(4):367-370.

［9］Levine IC, Bhan S, Laing AC. The effects of boay mass index and sex an impact force and effective pelvic stiffness during simulated lateral falls［J］. Clin Biomech(Bristol Avon),2013,28(9/10):1026-1033.

［10］Ouellet JF, Roberts DJ, Tiruta C, et al. Admission base deficit and lactate levels in Canadian patients with blunt trauma: are they useful markers of mortality?［J］. J Trauma Acute Care Surg,2012,72(6):1532-1535.

[11] Vincent JL, De Backer D. Circulatory shock [J]. N Engl J Med, 2013, 369(18): 1726-1734.

[12] Wade C, Davis J, Weimar WH. Balance and exposure to an elevatedsloped surface [J]. Gait Posture, 2014, 39 (1) : 599-605.